PTES 椎间孔镜技术

主　编　顾宇彤

主　审　贾连顺　肖建如　董　健　程黎明

编　委（按姓名汉语拼音排序）

陈雄生　海军军医大学附属长征骨科医院

付　强　海军军医大学附属长海医院

蒋　毅　北京大学第三医院海淀院区

李振宙　中国人民解放军总医院第一附属医院

毛克亚　中国人民解放军总医院

孟　斌　苏州大学附属第一医院

石志才　海军军医大学附属长海医院

史建刚　海军军医大学附属长征骨科医院

谭　军　同济大学附属东方医院

吴文坚　上海交通大学附属瑞金医院

吴小涛　东南大学附属中大医院

徐宝山　天津市天津医院

叶晓健　海军军医大学附属长征骨科医院

于秀淳　济南军区总医院

张文志　中国科学技术大学附属第一医院（安徽省立医院）

曾建成　四川大学华西医院

周晓岗　复旦大学附属中山医院

北京大学医学出版社

PTES ZHUIJIANKONGJING JISHU

图书在版编目（CIP）数据

PTES椎间孔镜技术 / 顾宇彤主编. – 北京：北京
大学医学出版社，2019.1（2020.2重印）
ISBN 978-7-5659-1893-3

Ⅰ.①P… Ⅱ.①顾… Ⅲ.①内窥镜检—应用—腰椎
—椎间盘突出—显微外科学 Ⅳ.①R681.5

中国版本图书馆CIP数据核字(2018)第244147号

PTES 椎间孔镜技术

主　　编：顾宇彤
出版发行：北京大学医学出版社
地　　址：（100191）北京市海淀区学院路38号　北京大学医学部院内
电　　话：发行部 010-82802230；图书邮购 010-82802495
网　　址：http://www.pumpress.com.cn
E-mail：booksale@bjmu.edu.cn
印　　刷：北京金康利印刷有限公司
经　　销：新华书店
责任编辑：冯智勇　　责任校对：勒新强　　责任印制：李　啸
开　　本：787 mm×1092 mm　1/16　　印张：11　　字数：185千字
版　　次：2019年1月第1版　2020年2月第2次印刷
书　　号：ISBN 978-7-5659-1893-3
定　　价：158.00元

致　谢

　　本书作者团队来自复旦大学附属中山医院、华山医院，海军军医大学附属长征骨科医院、长海医院，上海同济大学附属同济医院、第十人民医院、东方医院，上海交通大学附属瑞金医院、第一人民医院、第六人民医院、新华医院、仁济医院，上海中医药大学附属龙华医院、曙光医院，解放军总医院及第一附属医院，海军总医院，北京积水潭医院，北京大学第三医院，首都医科大学附属北京地坛医院、同仁医院，中国中医科学院西苑医院，天津市天津医院，江苏省人民医院，南京军区总医院，东南大学附属中大医院，苏州大学附属第一医院、南通大学第二附属医院，扬州大学附属苏北人民医院，浙江省人民医院，温州医科大学附属第一医院、附属第二医院，宁波大学附属医院，四川大学华西医院，四川省骨科医院，大连医科大学附属大连市中心医院，福建医科大学附属第一医院、附属第二医院，中国科学技术大学附属第一医院，皖南医学院附属弋矶山医院，蚌埠医学院附属第二医院，山东大学第二医院，山东中医药大学附属医院，青岛大学附属医院，滨州医学院附属医院，南昌大学第二附属医院，南华大学第一附属医院，华中科技大学同济医学院附属协和医院，山西医科大学第二医院，哈尔滨医科大学附属第一医院，宁夏医科大学总医院等全国一百多家医院，他们对本书的著成作出巨大贡献，在此对他们表示诚挚的谢意。

　　感谢复旦大学及附属中山医院的各位领导、老师及同事的支持和帮助，特别要感谢中山医院骨科董健主任、姚振均主任、姜晓幸主任、张键教授、阎作勤副院长、张峰主任、陈统一主任、陈峥嵘主任、张光键主任、刘成安主任等对本书出版的大力支持。

　　本书中的部分研究得到上海申康医院发展中心临床科技创新项目（编号：SHDC12016230）的支持。

编者名单

保国锋	蔡卫华	蔡晓冰	蔡晓辉	曹建华	曹 飞	曹 露	曹渊武	车 武
陈长青	陈华江	陈及非	陈 建	陈晓东	陈宣维	陈 语	陈子贤	程细高
崔志明	戴福全	段丽群	董亚军	费琴明	冯新民	冯振洲	戈朝晖	葛金平
顾爱群	顾树明	顾 昕	关炳瑜	郭永飞	何成文	何志敏	侯黎升	黄剑侯
黄伟敏	姜允琦	蒋 淳	蒋国强	康 辉	李 建	李 娟	李立均	李 涛
李卫东	李熙雷	李咸周	李晓冬	李郁松	李云飞	李卫华	李展春	连小峰
梁 伟	林 红	刘海飞	刘 衡	刘 俊	刘树坤	刘铁龙	刘佐庆	卢旭华
吕德荣	龙术民	龙作林	麻 彬	马俊明	马小军	马 毅	马易群	毛海青
孟德华	孟庆兵	宁建新	牛国旗	潘建锋	裴四才	祁 全	钱 列	强 华
邱晓平	裘荣火	邵红伟	邵 将	邵擎东	沈向阳	施海泉	施建东	施进兴
史国栋	宋滇文	孙海燕	孙 廓	孙兆忠	谭俊铭	汤伯仁	汤继磊	陶忠亮
滕红林	滕 晓	田纪伟	万 蛋	王长峰	王海军	王会仁	王绍刚	王毅超
王拥军	王 永	魏爱淳	魏海峰	魏梅洋	吴东进	吴培斌	吴向阳	吴 叶
吴永超	西永明	肖 剑	谢 宁	行勇刚	熊发明	徐宏光	徐沁同	许 斌
许国华	许卫兵	严望军	杨 诚	杨建东	杨 绛	杨 雷	杨立利	杨维权
杨兴海	羊明智	叶春平	叶 云	俞 斌	俞海明	俞仲翔	张才艺	张建新
张 亮	张 明	张鹏程	张 强	张玉良	赵 剑	赵庆华	赵 胜	周 健
周 江	周盛源	周许辉	朱东晖	朱 巍	朱小建	左才红		

主编简介

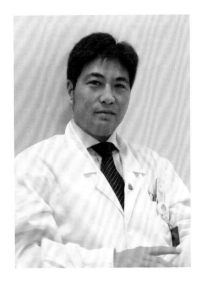

顾宇彤 复旦大学附属中山医院骨科副主任医师，医学博士，硕士研究生导师。擅长于脊柱外伤、退变、肿瘤及侧弯、后凸畸形的诊断和手术治疗，特别是颈椎病、腰椎间盘突出症、腰椎管狭窄症、腰椎滑脱、脊柱骨折、脊柱结核及肿瘤的微创手术治疗。

本科毕业于南通医学院，在上海第二军医大学附属长征医院攻读骨科学博士学位，师从著名脊柱外科专家贾连顺教授。先后多次赴法、德、美等国家学习交流。至今已从事骨科临床工作数十年，除四肢创伤、关节、手外科手术外，完成过枕颈部及颈、胸、腰、骶椎的各类脊柱手术。发明微创椎弓根钉内固定、PTES 椎间孔镜技术等脊柱外科新技术，相关论文发表于 *Spine*、*European Spine Journal*、*Journal of Neurosurgery: Spine* 等国际权威杂志，并获得上海市医务工会"星光计划"科技创新奖及中山医院临床新技术应用推广奖。采用微创椎弓根钉技术加前路小切口病灶清除植骨融合术治疗脊柱结核、PTES 椎间孔镜技术联合 OLIF 或 ALIF 治疗腰椎滑脱、多节段 OLIF+ 侧前方钉棒固定治疗腰椎退行性侧弯、微创小切口截骨矫形 + 微创椎弓根钉内固定术治疗胸腰椎后凸畸形、颈前路小切口经椎体游离髓核摘除术治疗脊髓型颈椎病等，取得良好效果。近年来积极帮助江苏、浙江、上海等十六个省市六十多家医院开展各类脊柱外科手术，并应邀到全国多地讲授脊柱外科手术技巧及经验。

至今已发表专业论文 96 篇，其中 9 篇发表在 SCI 期刊。在中华医学会骨科年会（COA）、世界骨科大会（WOC）、全球脊柱外科大会（GSC）、国际微创脊柱外科学会（SMISS）年度论坛、国际创新脊柱外科学会（ISASS）年会等国内外骨科相关专业大会上做大会演讲。被聘为北美脊柱外科学会会员、国际微创脊柱外科学会明星会员、中国医师协会中西医结合医师分会第一届脊柱伤病专家委员会常务委员、中国医药教育协会骨科专业委员会脊柱分会第一届青年委员、微创脊柱外科教育工作组第一届委员、中华中医药学会脊柱微创专家委员会委员及经皮脊柱内镜技术研究组委员、上海中西医结合学会微创骨科专业委员会委员，任 *International Orthopaedics*、*World Journal of Surgical Oncology*、《中国临床医学》《中国微创外科杂志》《脊柱外科杂志》通讯编委，《中华现代临床医学杂志》专家编辑委员会常务编委。参与编写《枕颈部外科学》《颈椎临床疾病学》《脊柱肿瘤外科学》《腰骶椎手术要点与图解》等著作，参与翻译《颈椎外科学（第4版）》《微创脊柱外科——手术决策与技巧》。2008年参加援外医疗队在摩洛哥工作2年，完成约400台手术，独立著成并出版32万字的现代纪实性随笔《我在摩洛哥当医生》。拥有专利4项。

序 一

现代医学发展迅猛，技术更替日新月异，特别是在微创外科领域涌现出不少新理念、新方法、新器械，减小手术创伤、减少术中出血、加速术后康复，给患者带来诸多福利。

复旦大学附属中山医院非常注重临床技术创新，专门设立"中山医院临床新技术应用推广奖"，鼓励医护人员不断突破自我，在各自专业领域求新、求变、求发展，抢占国内甚至国际制高点，引领行业新潮流、新风尚、新标杆。欧美有的先进技术我们一定要有，而且要不断改良以做得更好；欧美没有的我们也要有，要有原创的有自主知识产权的器械、技术和理念，体现中国标准、中国方案、中国特色。中山医院肝外科、心内科等各个科室每年都有不少技术创新，获得不少基金和奖项。骨科的经皮椎间孔镜技术就是其中之一，把治疗腰椎间盘突出症的传统大手术变成一个局麻下的小手术，而且与传统的椎间孔镜技术相比，PTES椎间孔镜技术操作简化、术中透视少、手术时间缩短。该技术有科研论文发表在SCI期刊上，在国内外专业大会上也有大会发言，得到行业内专家的认可。

希望骨科同仁继续努力，继续创新，用先进的外科技术造福更多患者。

樊 嘉

中国科学院 院士

复旦大学附属中山医院 院长

序 二

腰椎间盘突出症的手术治疗方法很多。近年来，经皮椎间孔镜技术在全国各地悄然流行，是目前治疗腰椎间盘突出症创伤最小的手术方法，局麻下即可完成，次日就能下地行走，患者因此获益良多。但椎间孔镜技术学习曲线仍然较陡直，只有部分医生掌握，而且术中透视较多，使得很多想开展这项技术的医生望而却步。

本书作者将椎间孔镜技术充分简化，减少术中透视，并缩短手术时间，同时降低椎间孔镜技术的学习曲线。这些创新理念已有 SCI 论文发表，并在中华医学会骨科学术会议（COA）、国际微创脊柱外科学会（SMISS）年度论坛、国际创新脊柱外科学会（ISASS）年会、全球脊柱外科大会（GSC）等国内外专业大会上进行演讲展示。难能可贵的是，本书具有原创性，在详细阐述 PTES 椎间孔镜技术理念的同时，展示了各种典型病例包括高难度病例的处理过程，理论与实践相结合，图文并茂，易读易懂。

希望有更多的脊柱外科医生从中受益，掌握椎间孔镜技术，造福更多患者。也希望骨科同仁在微创脊柱外科领域不断努力，争取更多的技术革新，冲出亚洲，走向世界。

杨惠林

中华医学会骨科学分会微创学组　组长

苏州大学附属第一医院骨科　主任

前　言

　　腰椎间盘突出症是骨科的常见病和多发病。YESS（Yeung Endoscopic Spine Surgery）椎间孔镜技术和 TESS（Transforaminal Endoscopic Spine Surgery）椎间孔镜技术是近 20 年发展起来的治疗椎间盘突出症的微创脊柱外科技术，相对传统术式具有很大优势。很多学者认为 YESS 技术虽简单、安全但适应证窄，更多学者选择 TESS 盘外技术，但其术前定位复杂，穿刺要求高、难度大，学习曲线陡直。我们将 TESS 技术充分简化，在实践中设计出一套简便、易学、有效的 PTES（Percutaneous Transforaminal Endoscopic Surgery）椎间孔镜技术，并用来治疗各种胸腰椎椎间盘突出症。PTES 椎间孔镜技术中首次提出并命名其中的两个核心理念——"Gu's point"（顾氏穿刺进针点）和"Press-down enlargement of foramen"（下压式扩孔）及一个重要原则"All roads to Rome"（条条道路通罗马），操作简略、定位简单、穿刺容易、术中透视少、手术时间短。相关论文已发表于 SCI 收录杂志 *Journal of Orthopaedic Surgery and Research* 及《中国微创外科杂志》《中国临床医学》等期刊。我们先后在 2012 年中华医学会第十四届骨科学术会议暨第七届 COA 国际学术大会、2015 年 BIT's 2nd Annual World Congress of Orthopaedics（第 2 届世界骨科大会）、2017 年 17th Annual Forum of SMISS (Society for Minimally Invasive Spine Surgery)（第 17 届国际微创脊柱外科学会年度论坛）、2018 年 ISASS (International Society for the Advancement of Spine Surgery) 18th Annual Meeting（第 18 届国际创新脊柱外科学会年会）及 2018 年 GSC (Global Spine Congress)（全球脊柱外科大会）等会议做大会演讲，介绍 PTES 椎间孔镜技术。该技术荣获上海市医务工会"星光计划"科技创新奖及复旦大学附属中山医院临床新技术应用推广奖，已在苏、浙、沪、鲁、赣、滇、辽、陕、青、皖、藏、黑、闽、川、冀、黔等十六个省、自治区、直辖市六十多家医院开展。

　　这是一本原创的专业书籍，凝聚了我们多年来的努力和心血，承载着我们对脊柱外科事业的激情和热爱，蕴含了我们对椎间孔镜技术的理解和思考。编写此书的主旨是，从主刀医生的自身感受出发，总结 PTES 椎间孔镜技术治疗各种椎间盘突出症、椎间盘源性腰痛、椎间隙感染等疾病的经验，展示局部麻醉下的椎间孔镜手术宽广的适应证、极高的安全性和所治疗疾病较低的复发率，并希望通过本书帮助更多的脊柱外科医生掌握椎间孔镜技术，让更多的患者享受到这门微创技术带来的益处。

顾宇彤

复旦大学附属中山医院骨科、脊柱外科

目　录

第1章
经皮椎间孔镜技术的历史

腰椎间盘突出症经保守治疗无效并严重影响生活质量，需行手术治疗解除神经压迫、改善症状。1934 年 Mixter 和 Barr 首先使用开放的椎板切除和椎间盘髓核摘除术治疗腰椎间盘突出症 [1]。随着显微镜的使用，Caspar 和 Yasargil 将传统的椎板切除术转变为开放的显微镜下椎间盘髓核摘除术 [2-3]。虽然显微镜下椎间盘髓核摘除术是治疗腰椎间盘突出症的较为流行的手术方法，但需要剥离椎旁肌止点，需要切除椎板，易导致医源性腰痛及腰椎不稳。有些学者在椎间盘髓核摘除术的基础上加用内固定来治疗腰椎间盘突出症，但创伤较大，出血较多，恢复较慢，住院时间长，而且费用相对较高。YESS（Yeung Endoscopic Spine Surgery）椎间孔镜技术 [4] 和 TESS（Transforaminal Endoscopic Spine Surgery）椎间孔镜技术 [5] 是近 20 年发展起来的经椎间孔入路的脊柱外科手术方法（图 1.1），是治疗腰椎间盘突出症的微创外科手术技术，相对传统术式具有很大优势。

随着 1963 年 Smith 行椎间盘内注射蛋白酶治疗腰椎间盘突出症，一种新的微创神

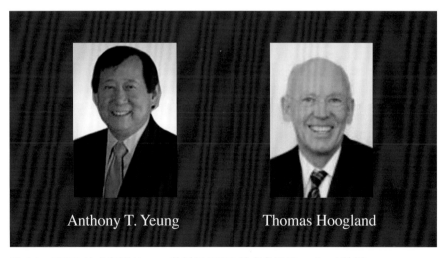

图 1.1 YESS 技术鼻祖 Yeung 教授与 TESS 技术鼻祖 Hoogland 教授

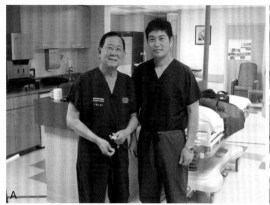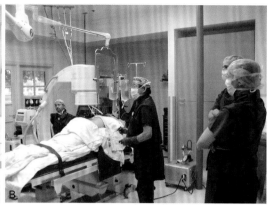

图 1.2　在美国凤凰城师从 Yeung 教授

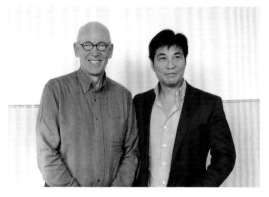

图 1.3　在德国慕尼黑师从 Hoogland 教授

经减压术悄然开始[3]。1975 年 Hijikata 等[6]率先采用了经皮后外侧入路经椎间孔髓核摘除术治疗腰椎间盘突出症，但该技术术中无法直观地看到突出的椎间盘以及邻近结构，属于非直视下的间接减压，有报道称其有效率不足 75%[7]。1987 年 Choy 开展经皮激光髓核消融术[6]将这一微创技术不断向前推进。20 世纪 80 年代，Schreiber 等[8]将内镜技术引入经皮髓核摘除术，并报道了其 8 年中的使用经验及治疗 109 例患者的临床效果。1997 年 Yeung 发明多通道广角脊柱内镜（第三代经椎间孔内镜系统），即 Yeung endoscopy spine system，术中经椎间孔"安全三角"入路进入椎间盘，通过脊柱内镜斜面镜头可以在同一视野下看到硬膜外间隙、纤维环和椎间隙，这些革新使术者仅通过一个孔洞即能获得更大手术视野，绝大部分病例可在直视下进行髓核摘除、神经根减压术，这被称为 YESS 椎间孔镜技术（YESS），又称盘内技术，也可通过"inside-out"的方法摘除脱入椎管的髓核[4]。2003 年德国 Hoogland 教授发明并使用环锯切除部分下位椎体上关节突以扩大椎间孔，从而使内镜和工具可以到达椎管内，在内镜直视下采用"outside-in"的方法切除椎间盘组织，使后外侧经皮经椎间孔入路治疗各种类型的椎间盘突出成为可能，包括腰 5/ 骶 1 水平，避免了椎间孔出口神经根的损伤，这被称为 TESS 椎间孔镜技术（TESS），又称盘外技术[5]。

第2章
经皮椎间孔镜技术的原理 ‖

自从经椎间孔入路到达椎间盘突出部位得以实现[7]，并将内镜引入其中使得椎间孔内的神经根可视化[8-10]，后外侧经皮椎间孔镜技术获得质的飞跃和提升。

Kambin安全三角是由出口神经根、行走神经根及下位椎体上终板或相应椎间盘下缘构成的三角形，位于椎间孔区域。经皮椎间孔镜技术即通过Kambin安全三角进入操作区域内镜下摘除突出髓核以减压神经根（图2.1）。

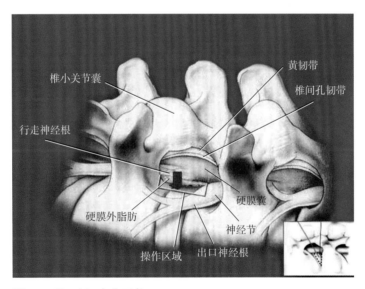

图2.1　Kambin安全三角

两个代表性的经皮椎间孔镜技术分别为YESS技术和TESS技术。YESS技术又称盘内技术，术中先进入椎间盘摘除髓核造一小腔，然后将脱入椎管的游离髓核拖回盘内取出，又称为"inside-out"（盘内-盘外）技术[4]。TESS技术又称盘外技术，术中先进入椎间隙后缘椎管内，直接摘除游离髓核，然后进入椎间盘处理残余髓核，又称为"outside-

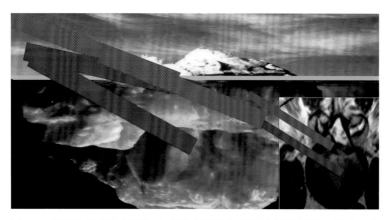

图 2.2　YESS 技术与 TESS 技术手术进路的区别（红为 YESS 技术，绿
为 TESS 技术）

in"（盘外 - 盘内）技术 [5]（图 2.2）。相比较而言，YESS 技术定位简单，穿刺容易，但适
应证相对较窄。而 TESS 技术虽然可以治疗几乎各种腰椎间盘突出症，但术中 C 臂机定
位进针点复杂，穿刺针寻找目标时需透视下反复调整，手术操作过程中步骤繁琐，导致
术中透视多，手术时间长，学习曲线陡直。

第3章
经皮椎间孔镜技术的优势

与传统的小切口椎板开窗髓核摘除术相比，经皮椎间孔镜技术具有以下优势：

1. 皮肤切口仅为 6mm 左右，出血极少。

2. 局部麻醉手术，无须全身麻醉，无须导尿管留置。

3. 术中能与患者互动，不易伤及神经，医源性神经损伤发生率极低。

4. 通过椎间孔途径进入，内镜下直视操作，突出的髓核、纤维环、神经根、硬膜囊和增生的骨组织、后纵韧带、黄韧带等解剖结构清楚地呈现于屏幕上，安全性更高。

5. 后外侧方入路，避免后路手术对硬膜囊和神经根的骚扰，摘除髓核时无须牵拉刺激椎管内神经结构。

6. 对黄韧带等椎管内软组织骚扰小，不易产生瘢痕。

7. 对于椎间盘后路手术后的复发病例，无须清理瘢痕组织。

8. 此技术不咬除椎板，不破坏椎旁肌止点和韧带，对脊柱稳定性无影响，无须行内固定术。

9. 感染率极低。

10. 经皮椎间孔镜术后 5 小时患者即可下地活动，术后康复快，住院时间短，可以更早地投入工作，有更高的经济效益和社会效益[1-11]。

Yeung 等[4]使用 YESS 技术治疗 307 例包括膨隆、突出、脱出、游离、术后复发等各种类型的腰椎间盘突出症患者，1 年以上的随访结果显示，其临床疗效满意率达89.3%。Ruetten 等[9]对 178 例患者进行了前瞻、随机、对照研究，术后 2 年随访，结果显示 TESS 技术与显微镜微创技术疗效相近，两组术后椎间盘突出复发率无统计学差异，但 TESS 组在术后背部疼痛、术后恢复时间、术后并发症及手术创伤大小方面均较显微镜治疗组具有明显优势，认为 TESS 技术完全可以替代显微镜手术来治疗腰椎间盘突出症。Lee 等[10]开展了一项小规模的配对队列研究，结果表明显微镜下髓核摘除术与

TESS 髓核摘除术均可获得满意的临床疗效（前者为 93.3%，后者为 96.7%），TESS 技术较显微镜下髓核摘除术创伤更小。Kim 等 [11] 在同一中心比较了 295 例 TESS 技术和 607 例显微镜髓核摘除术的临床疗效，发现两组并无统计学差异，并认为 TESS 技术完全可以作为后者的替代手术。赵伟等 [12] 比较 245 例接受 TESS 技术及 216 例接受后路椎间盘镜下髓核摘除术（Microendoscopic Discectomy，MED）患者的术前和术后 VAS 评分、手术时间、术中出血量和手术切口长度，发现在术中出血量及手术切口长度方面两者相比具有显著性差异，TESS 技术具有更小的切口和更少的术中出血量。Hoogland 等 [13] 的一项前瞻性研究针对来自多中心的 262 例椎间盘突出症术后复发病例进行 TESS 翻修手术，2 年后随访，85% 的患者满意度为优，8.7% 的患者为良，在所有接受翻修手术的患者中，未出现感染及脑脊液漏的病例。Nellensteijn 等 [14] 比较了 14 个 YESS 技术的非对照研究及 16 个 TESS 技术的非对照研究结果，发现 YESS 技术的下肢疼痛（VAS 评分）改善率达 83%（78%～88%），而 TESS 技术的改善率为 88%（65%～89%），MacNab 改善率分别为 85%（78%～89%）、86%（72%～93%），两者并无显著差异。

第4章
经皮椎间孔镜技术的适应证、禁忌证与并发症

4.1 经皮椎间孔镜技术的适应证与禁忌证

4.1.1 适应证

不伴有椎间不稳、不伴有骨性中央椎管狭窄的各种腰椎间盘突出症，包括膨隆、突出、脱出、游离、漂移等。

4.1.2 相对禁忌证

伴有钙化、侧弯的腰椎间盘突出症及伴高髂嵴的腰 5/ 骶 1 椎间盘突出症，用椎间孔镜技术来治疗有难度，初学者不要轻易尝试。

4.1.3 绝对禁忌证

伴有椎间不稳、伴有骨性中央椎管狭窄或有严重心理障碍的患者，应列为绝对禁忌证。

4.2 经皮椎间孔镜技术的并发症

4.2.1 神经损伤及根袖撕裂

有研究报道，经皮椎间孔镜技术神经根损伤及硬膜囊撕裂的发生率分别为 2% 和 1.1%[15]。最常见的神经激惹往往发生在通过手术入路放置器械的过程中，可能对出口根、

背根神经节造成损伤而导致术后出现受损神经支配区域感觉障碍[16]。这种感觉迟钝多会持续 1 周以上，大多数患者在 4 周内恢复。相对于神经根的损伤，根袖的撕裂多由于术者器械使用不当所致，因此要求外科医生术中随时清楚手术所在的部位，操作要轻柔、细心。对根袖的撕裂，镜下修补非常困难，一般无须特别处理。

4.2.2 出血及感染

对于椎间孔镜技术来说，术后出血与感染的发生率都比较低。术后出血的原因之一是术中椎间孔附近的操作损伤根动脉引起腹膜后血肿[17]；另一种情况则是术后出现硬膜外血肿，目前其发生率与风险因素并不明确，但大多数硬膜外血肿都为自限性且没有明显的临床表现[18]。椎间孔镜术后感染多见于椎间隙感染，可能与穿刺针、髓核钳反复多次插入有关。但由于椎间孔镜操作过程中持续的流水局部冲洗，因此其发生率很低，是否有其他原因导致椎间隙感染仍需进一步研究。

4.2.3 残留及复发

椎间孔镜技术虽然具有其标准的技术流程，但术前根据患者椎间盘突出的程度、所在位置及患者个体情况制订手术方案非常重要。术中未能按照术前计划顺利取出致压物多发生于突出物游离进入椎管及中央型椎间盘突出患者。此外术者术中忽视了进一步探查神经根周围或工作通道根本无法到达突出物也是造成突出髓核残留、减压不充分的原因[19-20]。有报道称椎间孔镜术后复发率为 8%，而经典的显微镜下后路髓核摘除术后复发率为 5%[14]。

总之，椎间孔镜技术经过近 20 多年的发展，已经得到全世界范围内脊柱外科医生的认可，术后并发症发生率并不高于传统的显微镜下微创手术。

第5章
PTES 椎间孔镜技术

很多学者对 YESS 盘内技术并不看好，认为 YESS 技术虽简单、安全但适应证窄，难以摘除游离于椎管内的髓核。更多的学者选择 TESS 盘外技术，可治疗几乎所有类型的腰椎间盘突出症。但其穿刺进针点的确定依赖 C 臂机透视，而且认为进针点位于旁开正中线 10cm 左右，患者体型各异使得这个距离变得非常不科学。TESS 技术要求穿刺针针尖在侧位透视图像上位于椎间盘后缘或上关节突肩部，过于固定的目标使得穿刺变得困难，需要反复调整、反复透视。另外，TESS 技术需透视下逐级扩大椎间孔，操作步骤相对繁琐。可见，TESS 技术中主刀医生和患者遭受的射线量较多，手术时间延长，学习曲线变得陡直。我们将 TESS 技术充分简化，设计出一套简便、易学、有效的 PTES（Percutaneous Transforaminal Endoscopic Surgery）椎间孔镜技术 [21-28]。现将 PTES 椎间孔镜技术的操作过程介绍如下。

5.1 体位和麻醉

患者俯卧位为主，身体下方使用垫有海绵或硅胶的弓形软枕腰桥，背部保持水平，腹部腾空以降低腹压（图 5.1）。肥胖肚大的患者可采用侧卧位。做腰 5/ 骶 1 时尽量使髋关节屈曲，骨盆向前翻转，扩大髂嵴与腰 5 横突、骶岬间的穿刺空隙。

椎间孔镜技术对麻醉的要求比较高，推荐用 1% 利多卡因局部麻醉，在保证患者清醒、随时可以和术者交流的同时，适当静

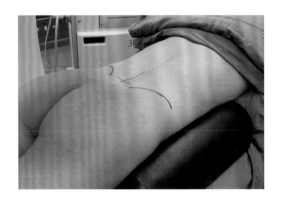

图 5.1　PTES 椎间孔镜手术体位

脉内使用一些镇静剂，使患者在术中获得更好的顺应性。理想的麻醉状态应使患者处于

监测麻醉（monitored anesthesia care，MAC）下，维持用药保持镇静分级为 3 级水平，即患者闭眼但可随时唤醒。

5.2 定位

手摸法画出双侧髂嵴上缘及腰椎棘突正中线在腰背部表皮的投影，C 臂机只需透视正位定出责任椎间隙平面，该定位线与正中线的交点即为椎间盘解剖中心的体表投影（图 5.2A）。注意脊柱有无侧弯、椎体有无旋转，调整 C 臂机球管投射角度以获得标准正位片。确定穿刺进针点无须透视和测量，该点位于腰背部平面最外缘（平面转侧面的拐角处），如有脊柱侧弯、椎体旋转时该点需稍内移或外移，可头端于、平于或略尾端于椎间隙水平线，腰 5/ 骶 1 间隙的穿刺点位于髂嵴上方。该穿刺点定位方法为我们首次提出，故命名为 "顾氏点"（Gu's point，Gu's 点）[21-28]（图 5.2）。有时一个穿刺点可解决 2 个甚至 3 个责任椎间隙。

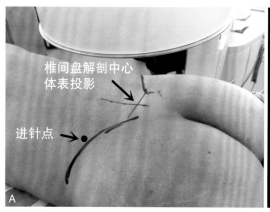
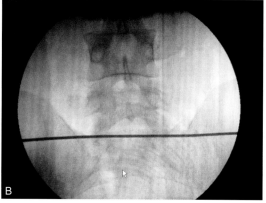

图 5.2　PTES 穿刺定位方法

5.3 穿刺

瞄准穿过椎间盘解剖中心体表投影（正中线与责任椎间隙定位线交点）的垂线、与水平面呈 25°～45° 插入穿刺针，有脊柱侧弯、椎体旋转时应根据情况加大或减小穿刺角度（图 5.3）。找到落空感后 C 臂机透视，在透视侧位片上穿刺针头应到达责任椎间隙后 1/3 或后缘，穿刺针与责任椎间隙平面夹角可达到 60° 左右，也可至 -10° 左右，正位片上穿刺针头应到达椎弓根内缘附近（图 5.4）。若侧位透视图像上针尖未到达所需位置，可以利用针尖斜面效应通过改变斜面方向来微调穿刺针行进线路（微调技术）[21-28]

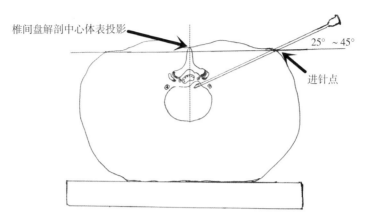

图 5.3　PTES 穿刺方法

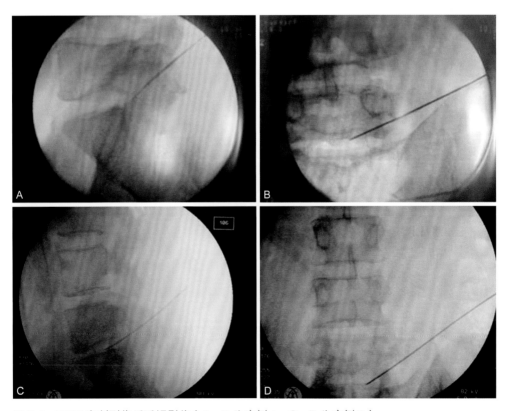

图 5.4　PTES 穿刺到位后透视影像（A、B 为病例 1，C、D 为病例 2）

（图 5.5）。有时需旋转穿刺针反复改变针尖斜面方向以使穿刺针曲线行进绕过障碍到达目标（绕标技术）[21-28]，特别是伴有高髂嵴、高骶岬或横突肥大的腰 5/ 骶 1 椎间盘突出症病例。脊柱侧弯患者应根据椎体旋转，内移或外移穿刺点，加大或减小穿刺角度。穿刺过程中一旦出现神经症状（一般涉及出口神经根），应立即停止操作，压平穿刺方向或内移穿刺点，如果透视图像提示穿刺针尖偏向椎间孔上缘接近出口根，应向尾端调整。

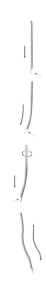

图 5.5　微调技术和绕标技术

5.4 椎间盘造影或染色

将 2ml（欧乃派克 9ml+ 亚甲蓝 1ml）混合液或 2ml（生理盐水 9ml+ 亚甲蓝 1ml）混合液注入椎间盘进行造影或染色，观察能否诱发腰痛或下肢痛，或有无造影剂渗漏（图 5.6）。大多数情况下该步骤可以省略。

5.5 扩大椎间孔

经穿刺针插入导丝，抽出穿刺针作 6mm 小切口，沿导丝注射局麻药直至下位椎体上关节突，逐级扩张软组织（图 5.7A）。沿导丝将 6.3mm 导棒送至椎间孔外口，拔除导丝后稍压低导棒并轻轻锤击将其尖端置入椎间孔（图 5.7B）。顺着导棒插入 8.8mm 大号环锯保护套筒并将其斜面锚于上关节突上（图 5.7C），根据穿刺针倾斜角度来压低套筒，插入 7.5mm

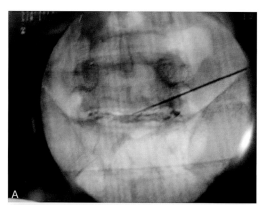

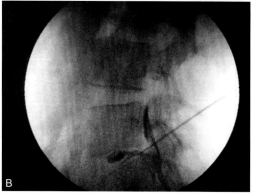

图 5.6 椎间盘造影

环锯切割上关节突腹侧骨质以扩大椎间孔（图 5.7D），直至阻力消失，意味着环锯进入椎管，透视正位确认环锯顶端超过椎弓根内缘，一般不超过椎弓根与棘突间的中线，此时的侧位片上环锯顶端应到达目标椎间隙后缘附近（图 5.8）。我们将这一过程称为"下压式扩孔技术"（Press-down enlargement of foramen）（图 5.9）[21-28]。有时因关节突骨质坚硬导致环锯打滑，或骨质增生严重，套筒难以锚定，可以直接将环锯套在已放置到位的导棒上进行扩孔（图 5.10）。

　　穿刺针的倾斜角度由其正侧位透视影像决定，而非视觉角度。如果影像学上穿刺针倾斜角度大，扩孔套筒下压幅度要相应加大；穿刺针倾斜角度小，扩孔套筒下压幅度也要减小；少数情况下穿刺针倾斜角度极小，针尖几乎在椎管内，扩孔套筒无须下压，甚至要稍立起，以防环锯至椎管后方。

　　内镜图像可替代侧位片用来判断是否已到达目标区域。如果位于突出椎间盘的腹侧，可进一步压低 8.8mm 环锯保护套筒以切割更多上关节突腹侧骨质，使环锯尖端接近椎间隙后缘；也可以使用直径 7mm 的环锯通过工作套筒进行下压式扩孔；当然也可以使用镜

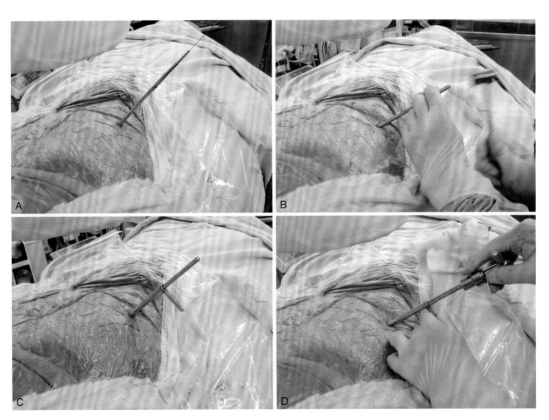

图 5.7　软组织扩张后行下压式扩孔

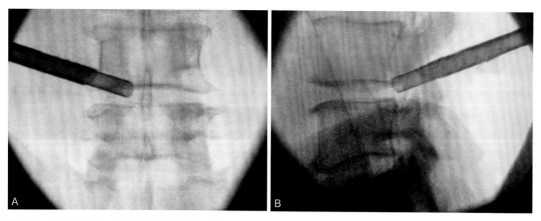

图 5.8   下压式扩孔成功后环锯的透视图像

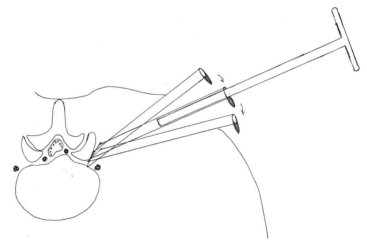

图 5.9   下压式扩孔技术

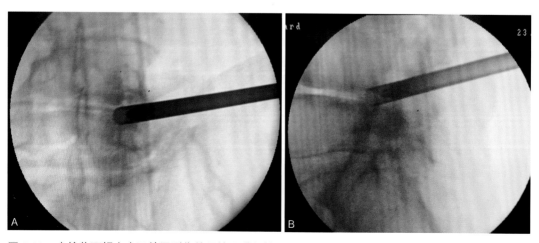

图 5.10   直接将环锯套在已放置到位的导棒上进行扩孔

下磨钻或镜下环锯进行直视下扩孔，注意下压工作套筒和内镜以使磨钻或环锯正对所需去除的关节突骨质，这样才能有效扩大椎间孔（图 5.11）（视频 5.1）。如果偏于椎管后方，扩孔时需将保护套筒和环锯立起，切割上关节突肩部骨质（图 5.12）。正位上如果环锯在椎间孔内的位置低于或高于目标椎间隙，或者脱出的髓核组织向头端或尾端移位较多时，需要环锯向头端或尾端调整，可以通过微调套筒来实现（图 5.13）。调整套筒有困难时，可先通过导棒调整好位置，再置入套筒和环锯（图 5.14）。伴椎间盘钙化者环锯可深入一

视频 5-1

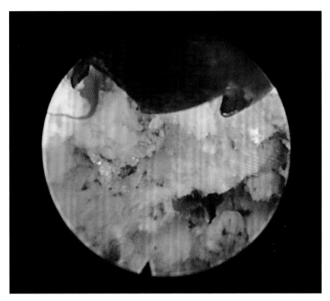

图 5.11　使用镜下环锯进行直视下扩孔时，下压工作套筒和内镜以使环锯正对所需去除的关节突骨质，这样才能有效扩大椎间孔

些，正位上环锯尖端可超过椎弓根与棘突间的中线以直接锯除钙化组织。

扩孔过程中一旦出现神经根刺激症状，一般是涉及出口根所致，必须立刻停止操作，进一步压低工作套筒，改变环锯切割方向以避开出口根，直至症状消失。继续扩孔至有落空感，透视正位确认环锯顶端超过椎弓根内缘，此时的侧位片上环锯顶端应到达目标椎间隙后缘附近。如果侧位片上环锯顶端偏于椎管背侧，将套筒前端尽量抵住上关节突并以此为支点立起套筒，插入环锯进行扩孔，阻力消失后透视侧位显示环锯前端位于目标椎间隙后方椎管内，透视正位确认环锯顶端超过椎弓根内缘。如果这些措施仍无法缓解神经根症状，需内移穿刺点重新穿刺。处理椎管外椎间盘突出或单纯行椎间盘射频消

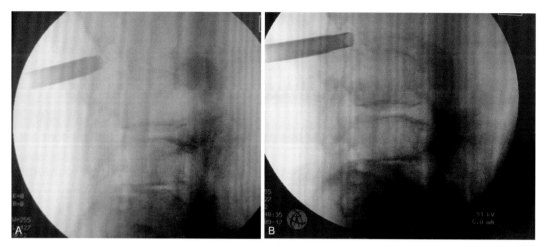

图 5.12　扩孔时发现环锯过平、偏于椎管后方，将保护套筒和环锯立起，使环锯到达目标椎间隙后方椎管内

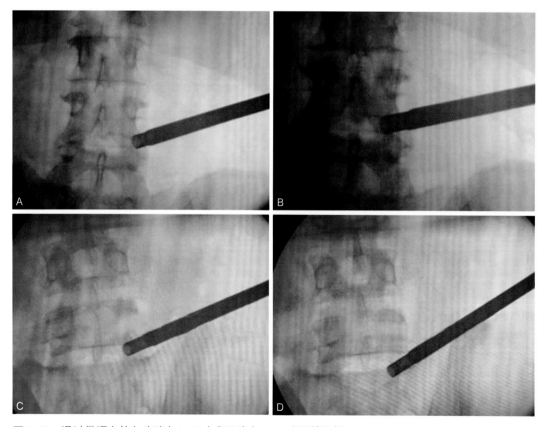

图 5.13　通过微调套筒向头端（A、B）或尾端（C、D）调整环锯

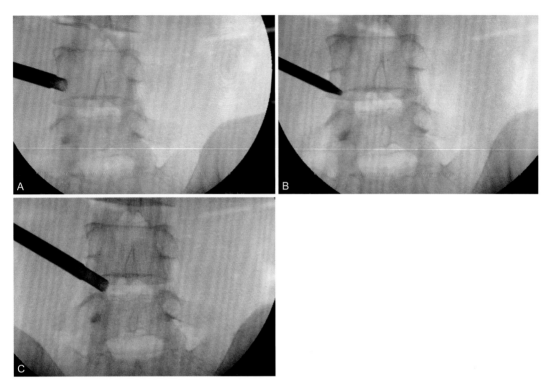

图 5.14　环锯在椎间孔内的位置高于目标椎间隙，可通过导棒向尾端调整环锯

融术时可不行椎间孔扩大术。

5.6 放置工作通道

拔出环锯，经保护套筒再次插入导棒并稍做敲击，沿导棒置入 7.5mm 的工作通道（图 5.15）。

5.7 椎间孔镜下髓核摘除

经工作通道放入椎间孔镜及手术器械，直视下摘除突出的椎间盘组织（图 5.16A），并可看到相应的神经根（图 5.16B），减压后的神经根常常会随着心跳而搏动。如果先看到神经根，可以摘除神经根下方、中央硬膜囊下方甚至对侧神经根下方的突出髓核。如果纤维环看似完整，可以用射频电极开洞后取出突出的髓核。较大的突出髓核可以和椎间孔镜一起取出，再次插入孔镜观察神经根，并摘除残余突出的髓核。若有椎间盘钙化，可使用 3.5mm 的镜下环锯或镜下磨钻直视下去除钙化组织（图 5.16C）。

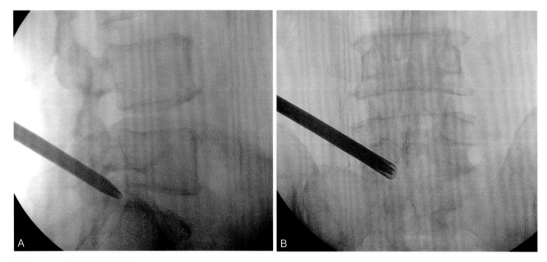

图 5.15   放置工作通道

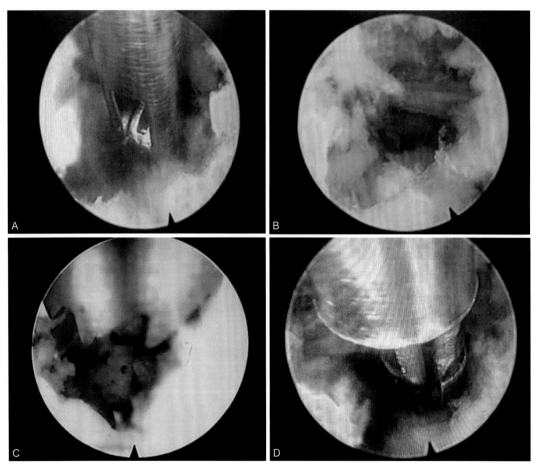

图 5.16   A. 椎间孔镜下摘除髓核；B. 镜下可见神经根；C. 镜下环锯磨除钙化组织；D. 使用可弯曲双极射频电极消融纤维环和髓核

将工作套筒斜面转向头端以探查出口神经根，再次转回椎管时可发现磨下的骨块并尽量取出。利用特制的可弯曲双极射频电极可进行良好止血，清理组织使视野更加清晰，消融纤维环和髓核，皱缩纤维环破裂口（纤维环成形），毁损椎间盘上致痛的末梢神经，松解神经根周围的粘连瘢痕组织（图 5.16D）。

如果达到以下标准，即可结束神经根减压：

（1）显露所累及的神经根。

（2）摘除的髓核量与影像学检查所显示的相近。

（3）患者自觉下肢疼痛症状明显缓解或下肢有明显轻松感。

（4）嘱患者咳嗽未发现有游离髓核脱出。

5.8 术后处理

- 手术当天平卧一晚以免切口出血，床上小便不习惯者可下地解决，次日即可下地行走。
- 带腰围 2 周，术后第 3 天开始每天行走 1 千米路程，适度进行腰背肌锻炼。
- 术后 2 周恢复日常活动和工作。
- 终身注意腰部保养，尽量不要弯腰，不要搬提重物，不要保持一个姿势时间过久。

第6章
PTES 椎间孔镜技术的特点

6.1 操作简略

  一般椎间孔镜手术过程包括摆设体位、定位、穿刺、建立软组织通道、逐级扩大椎间孔、置入工作通道、镜下操作。而 PTES 技术采用一步式扩孔，直接使用 7.5mm 环锯进行椎间孔扩大，与逐级扩孔法相比，手术步骤简化，透视次数减少，手术时间缩短（图 6.1）。

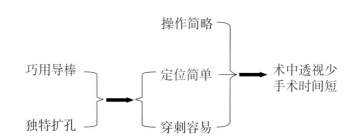

图 6.1　PTES 椎间孔镜技术的特点

6.2 定位简单

  TESS 技术选择穿刺点时需要 C 臂机正侧位反复透视。而 PTES 技术的穿刺点位于腰背部平面转侧面的拐角处（顾氏点，Gu's point）[21-28]，确定穿刺点无须透视，节省时间。与传统 YESS、TESS 技术的穿刺点相比，顾氏点偏内，有以下几个优势：

  （1）术中可避免骚扰出口根，甚至可以紧贴椎弓根下缘进入椎管。

  （2）对于伴高髂嵴的腰 5/ 骶 1 椎间盘突出症病例，偏内的顾氏点可避开外侧的髂嵴最高点。

（3）穿刺更安全，不易损伤肠道、大血管等结构。

PTES 技术穿刺前只需在正位透视影像上定出责任椎间隙水平即可。

6.3 穿刺容易

TESS 技术穿刺方向、角度、线路非常讲究，要求穿刺针头到达上关节突外缘或椎间隙后缘，穿刺时要根据透视图像反复调整。而 PTES 技术只要求透视侧位影像上针尖到达目标椎间隙后 1/3 或后缘即可（图 6.2），穿刺方向、角度、线路机动灵活，践行"条条道路通罗马"的原则，透视少，时间短[21-28]。

6.4 巧用导棒

PTES 技术中，无论穿刺方向如何，借助导棒都可进入椎间孔；导棒较穿刺针硬，上下微调更容易；环锯可以直接套在导棒上进行扩孔[21-28]（图 6.3）。

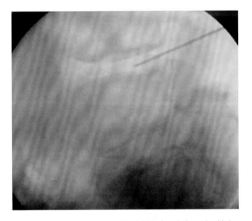

图 6.2　PTES 技术中穿刺针尖到达目标椎间隙后 1/3 即可接受

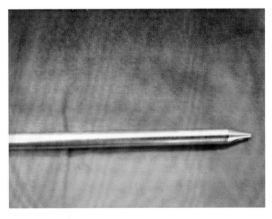

图 6.3　导棒

6.5 独特扩孔

■ 下压式扩孔技术（Press-down enlargement of foramen）[21-28]，磨除上关节突腹侧骨质，如此扩大椎间孔，工作管道更容易置入椎管，可摘除中央甚至对侧神经根腹侧的髓核（图 6.4）。

■ 正位透视图像上环锯高于或低于目标椎间隙，可通过微调保护套筒来调整环锯的位置和方向；如果仍有困难，可先通过导棒调整好高度，再置入套筒和环锯。

- 如果侧位片上环锯尖端进入椎间盘内，或镜下操作发现上关节突阻碍器械进入椎管，可进一步压低 8.8mm 套筒及环锯切割更多上关节突腹侧骨质；也可以使用直径 7mm 的环锯通过工作套筒进行下压式扩孔；也可使用镜下磨钻或镜下环锯进行直视下扩孔，注意下压工作套筒和内镜以使磨钻或环锯正对所需去除的关节突骨质。以此进一步扩大椎间孔，使工作套筒进入椎管。

- 如果侧位片上环锯尖端过于偏后进入椎管内，或镜下操作发现进入椎管正对硬膜囊，难以到达间盘，可立起 8.8mm 套筒及环锯，切割上关节突肩部骨质，直接到达椎间盘。

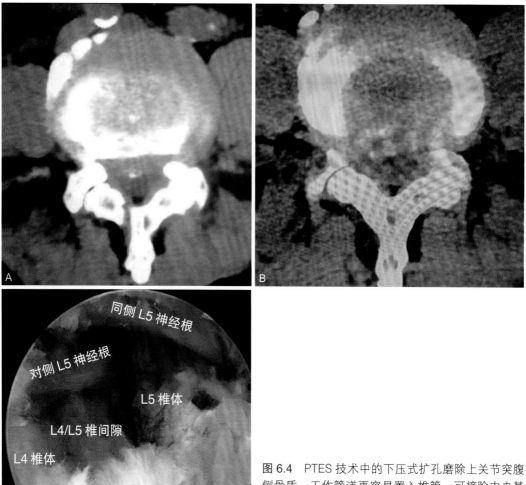

图 6.4　PTES 技术中的下压式扩孔磨除上关节突腹侧骨质，工作管道更容易置入椎管，可摘除中央甚至对侧神经根腹侧的髓核（A. 术前 CT；B. 术后 CT 显示右侧上关节突腹侧骨质被磨除；C. 可见双侧神经根）

以上"导棒技术"和"扩孔技术"使得 PTES 定位简单、穿刺容易得以实现 [21-28]。

6.6 特殊技巧

- 伴高髂嵴的腰 5/ 骶 1 椎间盘突出病例，甚至高骶岬或横突肥大者，术中摆放体位时应尽量使患者后凸以扩大髂嵴、骶岬及横突间的空隙，并通过旋转穿刺针反复改变针尖斜面方向以使穿刺针曲线行进绕过障碍到达目标，这称为"绕标技术" [21-28]。另外，偏内的顾氏点可避开外侧的髂嵴最高点。
- 伴侧弯的病例，可根据脊柱侧弯、椎体旋转情况，调整 C 臂机球管投射角度以获得标准正侧位片，穿刺点需相应内移或外移，穿刺角度需相应加大或减小。
- 伴钙化的病例，扩大椎间孔时环锯可深入些以直接锯除钙化组织，还可在镜下使用环锯或磨钻等设备直视下磨除钙化组织。
- 伴漂移的病例，扩大椎间孔时，环锯方向瞄准终板，这样可以兼顾椎间隙和漂移的髓核，术中根据情况向头端或尾端继续扩孔。

6.7 减少透视

PTES 技术一般最少只需透视 4 次，包括正位透视确定目标椎间隙水平线、有穿刺落空感后侧位及正位上检查穿刺针针尖的位置、阻力消失后正位上检查环锯的深度（图 6.5）。内镜图像可代替侧位透视来明确是否到达突出的髓核处。椎管外的椎间盘突出，椎间孔扩大往往可以省略，术中最少只需透视 3 次（定位，穿刺针侧位、正位）。在透视次数上，与椎板间入路没有明显差别。尽可能减少主刀医生 X 线辐射的同时也减少患者遭受的辐射。

6.8 缩短时间

简单的定位、容易的穿刺、简化的步骤、较少的透视使得 PTES 手术时间缩短，简便易学，学习曲线不再陡直。

与椎板间入路相比，PTES 椎间孔镜技术有以下几个优势：

（1）对神经根骚扰小，可局麻下完成手术。

（2）单侧入路可摘除同侧及对侧的髓核，可显露双侧行走根。

（3）一个微小切口可以处理 2 个甚至 3 个节段的椎间盘。

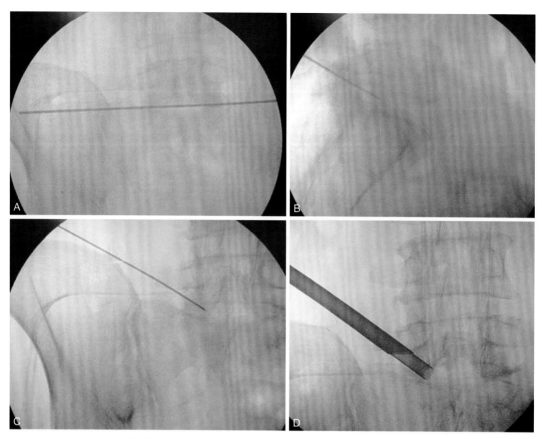

图 6.5　PTES 技术治疗椎管内型的腰椎间盘突出症术中最少只需透视 4 次

第7章
PTES 椎间孔镜技术的注意点

7.1 如何避免神经损伤

　　PTES 术中采用局麻加静脉镇静，使患者处于可唤醒状态，若有神经刺激患者会立刻反应提醒术者。穿刺或扩孔过程中一旦有神经刺激症状，往往提示出口神经根受累，任何操作都必须马上停止。需压低穿刺角度或内移穿刺点直至神经症状消失，如果处于扩孔阶段，需压低保护套筒及环锯的角度以避免对出口神经根的刺激，若效果不佳则需内移穿刺点。椎间孔镜手术在神经周围操作，存在着损伤神经的可能性，但只要注意术中一有神经症状就立即停止，调整操作方向或调整穿刺点直至下肢疼痛症状消失，如此即可避免损伤神经。

7.2 如何控制术中出血

　　术中活动性出血可导致椎间孔镜下视野不清，影响手术进程，盲目操作易引起副损伤。如果出血来源于小血管破裂或关节突切割面，可使用双极射频电极止血；如果是弥漫性渗血，可使用输液加压泵或加快冲洗进水速度、封堵出水口等方法来增加椎间孔镜内水压，从而达到止血的效果。另外，为了控制术中出血，术前准备一定要充分。高血压患者必须规律服用降血压药，特别是术前数天及手术当天要用药，将血压控制在正常范围内；长期服用抗凝剂的患者应在术前 1 周左右停止用药，否则极易导致术中出血。

7.3 如何预防术后复发

　　椎间孔镜术中应尽量摘除所有破裂突出的髓核，避免残留，而椎间盘内的健康髓核比较致密，一般很难摘除，也不应该摘除。术后复发往往是患者未注意腰部保养，椎间盘内髓核再次破裂突出所致，与手术本身并没有太大关系，未手术患者出现腰椎间盘突出就是最好的证明。椎间孔镜术后患者应加强随访和康复教育，注意尽量不要弯腰、不要搬提重物、不要长时间保持一个姿势，避免受伤，打喷嚏、咳嗽时不要把力量集中于腰部。只要注意腰部保养，椎间孔镜术后一般不会复发。

第8章
PTES 椎间孔镜技术的适应证与禁忌证

8.1 适应证

- 椎管内或椎管外腰椎间盘突出症，包括膨隆、突出、脱出、游离、漂移
- 伴有高髂嵴、脊柱侧弯、椎间盘钙化或马尾综合征的腰椎间盘突出症
- 腰椎间盘突出症术后复发或神经减压植骨融合内固定术后的邻椎病
- 椎间孔狭窄、侧隐窝狭窄
- 椎间盘源性腰痛、椎间盘感染
- 影像学上的骨性中央椎管狭窄，而临床上表现为一侧或双侧下肢神经根症状
- 胸椎间盘突出症

8.2 相对禁忌证

伴有椎间不稳者，表现为下肢神经根症状，再加患者强烈拒绝内固定融合手术，可以考虑行椎间孔镜治疗。

8.3 绝对禁忌证

伴有骨性中央椎管狭窄，临床上表现为间歇性跛行而非神经根症状，即休息时无症状，行走 50～100 米后出现双下肢酸胀或麻木，休息后症状减轻，又可继续行走。这种"真性"腰椎管狭窄症或有严重心理障碍的患者，应列为绝对禁忌。

第9章
PTES椎间孔镜技术的有效性和安全性

椎间盘突出症是骨科的常见病和多发病,其中腰椎间盘突出症俗称"腰腿痛"。据统计,我国腰椎间盘突出症的发病率达15.2%,即全国约有2亿患者,并且出现低龄化趋势,20年间发病年龄下降16岁,40岁以下患者人数过半。用于治疗椎间盘突出症的费用也在逐年大幅上升。

腰椎间盘突出压迫神经根导致下肢放射性疼痛,称为"腰椎间盘突出症"。症状表现为下肢疼痛、麻木,可伴有腰痛,严重者会出现大小便失禁。查体发现直腿抬高试验一般为阳性,受累神经根相应感觉支配区可能出现感觉减退,相应支配的肌群可能出现肌力下降,也有的患者会出现膝反射或跟腱反射减弱,甚至膀胱、肛门括约肌功能障碍。MRI或CT片上显示腰椎间盘突出,压迫神经根。根据影像学上的表现,椎间盘突出可分为膨隆(包容型突出)、突出、脱出、游离、漂移,向下漂移又称脱垂(图9.1)。

我们对209例行PTES椎间孔镜技术治疗的腰椎间盘突出症患者进行随访,平均时间为26.3 ± 2.3个月。其中男性116例(55.5%),女性93例(44.5%),平均年龄男性46.4 ± 14.9岁,女性46.8 ± 11.1岁。从摆放体位至关闭切口的手术时间为50.9 ± 9.9分钟/节段,术中透视次数5(3~14)次/节段,出血量5(2~20)ml,住院天数3(2~4)天。下肢放射痛的VAS评分由术前的9(6~10)明显降至术后即刻的1(0~3)($P<0.001$),术后2年随访为0(0~3)($P<0.001$)。但术后1周时有16例(7.7%)患者出现下肢疼痛反跳,VAS评分由术前的9(7~10)明显降至术后即刻的0(0~2),术后1周时升至7(5~9)。其中14例在术后2个月内缓解,术后2个月的VAS评分降至3(2~4),术后2年为0.5(0~3),而其他2例术后1个月左右在外院再次手术。术后2年随访有95.7%(200/209)的患者MacNab疗效评级为优良,2.9%(6/209)可,1.4%(3/209)差。伴高髂嵴的腰5/骶1椎间盘突出症患者优良率达100%(29/29),伴侧弯的患者优良率也是100%(25/25),伴椎间盘钙化的患者优良率为96.8%(30/31),3.2%(1/31)为一般(表9.1)。术后病例组(术后复发、突出髓核残留或融合术后邻椎病)优良率也达到

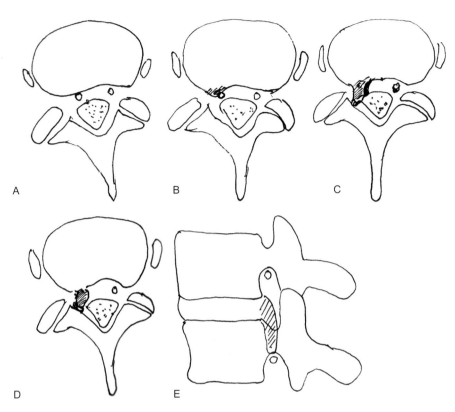

图 9.1　腰椎间盘突出分型：A. 膨隆；B. 突出；C. 脱出；D. 游离；E. 漂移

100%（24/24）。2 例伴马尾综合征者术后第 1 天即可自解小便，术后 3 个月内下肢肌力有所恢复[23]。

表 9.1　209 例患者 PTES 术后 2 年随访 MacNab 疗效评级

疗效评级	所有患者 n（%）	伴高髂嵴的腰 5/ 骶 1 椎间盘突出症 n（%）	伴侧弯的腰椎间盘突出症 n（%）	伴钙化的腰椎间盘突出症 n（%）
优或良 n（%）	200（95.7）	29（100）	25（100）	30（96.8）
可 n（%）	6（2.9）	0（0）	0（0） 0（0）	1（3.2）
差 n（%）	3（1.4）	0（0）		0（0）
合计	209	29	25	31

　　本研究中术后并发症（表 9.2）包括 3 例股四头肌或足背伸肌、鉧长伸肌肌力一过性减弱，术后 1 个月时完全恢复。有 1 例发生低毒性椎间隙感染，连续静脉滴注抗生素 2 周后治愈。1 例患者术后 8 个月时复发，予以通道辅助下微创椎管减压 + 经椎间孔椎体

间融合 + 单边椎弓根钉内固定术（MIS-TLIF）治疗。本研究中未发现术后需要治疗的硬膜囊破裂和脑脊液漏，MRI 上未见手术区域的脊膜膨出或硬脊膜囊肿。无永久性神经损伤、大血管损伤、死亡等严重并发症。

表 9.2   术后并发症

并发症	n	%
股四头肌、足背伸肌或踇长伸肌一过性肌力下降	3	1.4
椎间隙感染	1	0.5
椎间盘突出复发	1	0.5
永久性医源性神经损伤	0	
硬膜囊破裂或脑脊液漏	0	
术中大血管损伤	0	
死亡	0	

选取 2012 年 11 月至 2013 年 4 月间使用 PTES 椎间孔镜技术治疗的腰 5/ 骶 1 椎间盘突出症患者 52 例，其中伴高髂嵴者 24 例，均无中央椎管骨性狭窄及椎间不稳。手术时间（56.3±11.5）分钟 / 节段，术中平均透视次数 5（3～14）次，平均出血量 5（2～20）ml，平均住院天数 3（2～4）天，术后平均随访 26.2±2.0 个月。下肢疼痛 VAS 评分术前为 9（6～10），术后即刻为 1（0～3），术后 2 年时为 0（0～3），差异有统计学意义（$P<0.001$）。术后 1 周时有 3 例出现下肢疼痛反跳，均在术后 2 个月内缓解。术后 2 年，疗效优良率达 98.1%（51/52）。无神经损伤、感染、腹腔脏器损伤、大血管破裂等并发症发生，无患者复发。结果表明 PTES 椎间孔镜技术治疗腰 5/ 骶 1 椎间盘突出症（包括伴高髂嵴的病例）有效而安全。该术式具有定位简单、穿刺容易、步骤简略、较少透视的特点，学习曲线较短[25]。

回顾性分析 2012 年 1 月至 2014 年 6 月使用 PTES 椎间孔镜技术治疗 57 例腰椎术后椎间盘突出症的资料，术后手术节段复发 40 例，术后手术节段残留 7 例，神经减压植骨融合术后邻椎病 9 例，腰 5/ 骶 1 椎间孔镜术后发生腰 4/5 椎间盘突出症 1 例。手术时间（52.4±5.9）分钟，术中透视次数 5（4～14）次，出血量 5（2～20）ml，住院时间 3（2～4）天。术后即刻下肢放射痛 VAS 评分由术前的 9（6～10）分降至 1（0～3）分，术后 2 年随访为 0（0～3）分。术后 2 年 MacNab 分级优 51 例，良 5 例，可 1 例，差 0 例，优良率 98.2%（56/57）。1 例术后 2 个月外伤后复发。无永久性神经损伤、腹腔脏器损伤、大血管破裂。结果表明 PTES 技术治疗腰椎术后复发、邻椎病等椎间盘突出症简便、安全而有效[28]。

第10章
PTES 椎间孔镜技术治疗
游离型腰椎间盘突出症

10.1 腰5/骶1椎间盘突出症（游离）

- 32 岁男性患者。

- 主诉：右下肢放射痛 2 年，加重 1 个月。

- 查体：右下肢直腿抬高试验 20°（+），加强试验（+），双下肢感觉基本正常。

- 腰椎 MRI、CT：腰 5/骶 1 椎间盘脱出，偏右侧，压迫神经根及硬膜囊（图 10.1A，B，C）。

- 诊断：腰 5/骶 1 椎间盘突出症（游离）。

- 术前计划：患者主要表现为骶 1 神经根症状，保守治疗效果不佳，计划右侧进入椎间孔镜下处理腰 5/骶 1 椎间隙，摘除游离的巨大髓核。

- 手术过程

  ➢ 患者俯卧位；透视正位定出手术间隙（腰 5/骶 1），通过该水平线与正中线交点的垂线即为穿刺瞄准点；穿刺进针点（Gu's 点）位于平坦背部转向侧面的拐角处、髂嵴头端（图 10.1D，E）。

  ➢ 1% 利多卡因局麻成功后穿刺进入椎间隙，有落空感后透视侧位确认穿刺针在腰 5/骶 1 间隙，透视正位确认穿刺针深度（图 10.1F，G）。

  ➢ 将 2ml（欧乃派克 9ml+ 亚甲蓝 1ml）混合液注射入椎间盘进行造影、染色，透视正侧位发现造影剂渗漏，可诱发出右下肢放射痛（图 10.1H，I）。

  ➢ 插入导丝，拔出穿刺针，以导丝为中心作一 6mm 长切口，用长针头沿导丝进入作深部软组织及上关节突麻醉。

  ➢ 顺着导丝逐级扩张软组织，置入导棒后抽出导丝，稍作敲击导棒使其进入腰 5/骶 1 椎间孔，顺着导棒置入 8.8mm 大号环锯保护套筒并将其斜面锚于上

关节突上，压低套筒后插入 7.5mm 环锯切割上关节突腹侧骨质以扩大椎间孔
（Press-down 扩孔），直至阻力消失，透视正位确认环锯顶端超过椎弓根内缘
（图 10.1J）。

> 拔出环锯，再次放入导棒，稍作敲击，取出保护套筒，顺着导棒置入工作套
> 筒，透视正侧位以确认其位置（图 10.1K，L）。

> 放入椎间孔镜，镜下摘除髓核、显露神经根（图 10.1M）。

> 拔出工作通道，关闭切口（图 10.1N）。

■ 术后 1 年 MRI 示突出的髓核已摘除（图 10.1O，P）。

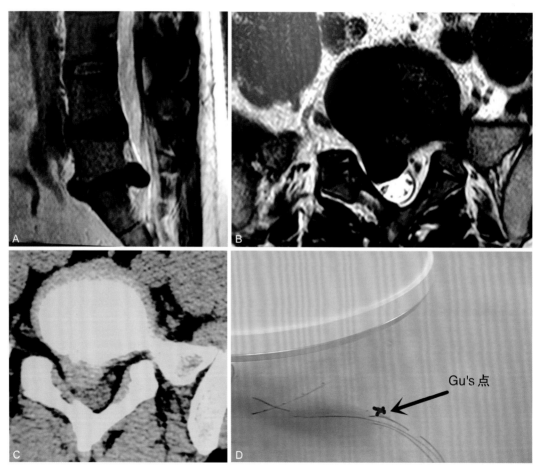

图 10.1　A.术前腰椎矢状位MRI；B.术前腰椎横断面MRI；C.术前腰椎横断面CT；D.透视定位手术间隙，确定穿刺进针点

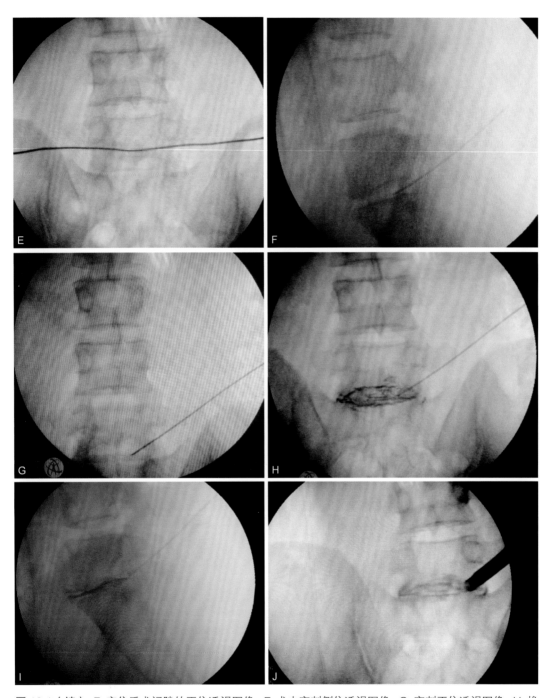

图 10.1（续）　E. 定位手术间隙的正位透视图像；F. 术中穿刺侧位透视图像；G. 穿刺正位透视图像；H. 椎间盘造影后的正位透视图像；I. 造影后的侧位透视图像；J. 下压式扩孔后透视正位以确认环锯深度超过椎弓根内缘

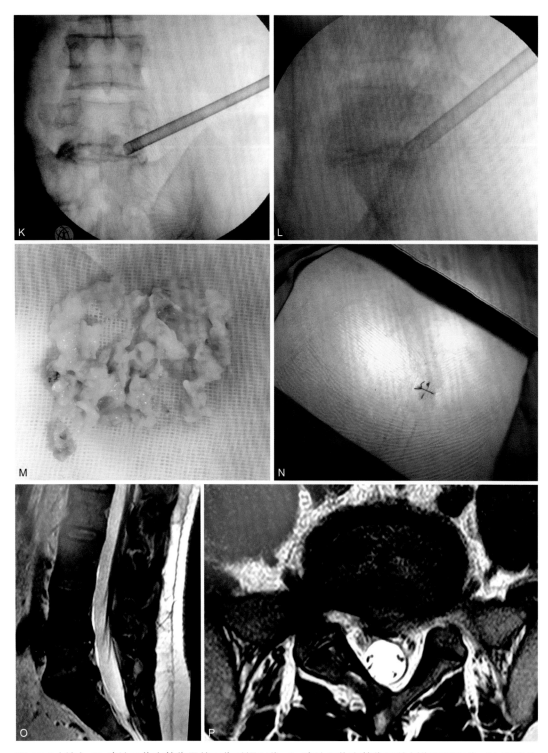

图 10.1（续） K. 确认工作套筒位置的正位透视图像；L. 确认工作套筒位置的侧位透视图像；M. 取出的髓核；N. 手术切口；O. 术后 1 年腰椎矢状位 MRI；P. 术后 1 年腰椎横断面 MRI

10.2 腰 4/5 椎间盘突出症（游离）

- 39 岁女性患者。

- 主诉：左下肢放射痛 2 年，加重 2 个月。

- 查体：左下肢直腿抬高试验（－）。

- 腰椎 MRI、CT：腰 4/5 椎间盘脱出，中央偏左侧，压迫神经根及硬膜囊（图 10.2A，B，C）。

- 诊断：腰 4/5 椎间盘突出症（游离）。

- 术前计划：患者主要表现为腰 5 神经根症状，保守治疗效果不佳，计划左侧进入椎间孔镜下处理腰 4/5 椎间隙，摘除游离的巨大髓核。

- 手术过程

  - 患者俯卧位；透视正位定出手术间隙（腰 4/5），通过该水平线与正中线交点的垂线即为穿刺瞄准点；穿刺进针点（Gu's 点）位于平坦背部转向侧面的拐角处（图 10.2D，E）。

  - 1% 利多卡因局麻成功后穿刺进入椎间隙，有落空感后透视侧位确认穿刺针在腰 4/5 椎间隙，透视正位确认穿刺针深度（图 10.2F，G）。

  - 插入导丝，拔出穿刺针，以导丝为中心作一 6mm 长切口，用长针头沿导丝进入作深部软组织及上关节突麻醉。

  - 顺着导丝逐级扩张软组织，置入导棒后抽出导丝，稍作敲击导棒使其进入腰 4/5 椎间孔，顺着导棒置入 8.8mm 大号环锯保护套筒并将其斜面锚于上关节突上，压低套筒后插入 7.5mm 环锯切割上关节突腹侧骨质以扩大椎间孔（Press-down 扩孔），直至阻力消失，透视正位确认环锯顶端超过椎弓根内缘，透视侧位显示环锯前端位于目标椎间隙后方椎管内（图 10.2H，I）。

  - 拔出环锯，再次放入导棒，稍作敲击，取出保护套筒，顺着导棒置入工作套筒。

  - 放入椎间孔镜，镜下摘除左侧神经根下方及中央的突出髓核，可显露对侧神经根（图 10.2J，K，L，M）。

  - 拔出工作通道，关闭切口。

- 术后 1 年 MRI 示突出的髓核已摘除（图 10.2N，O）。

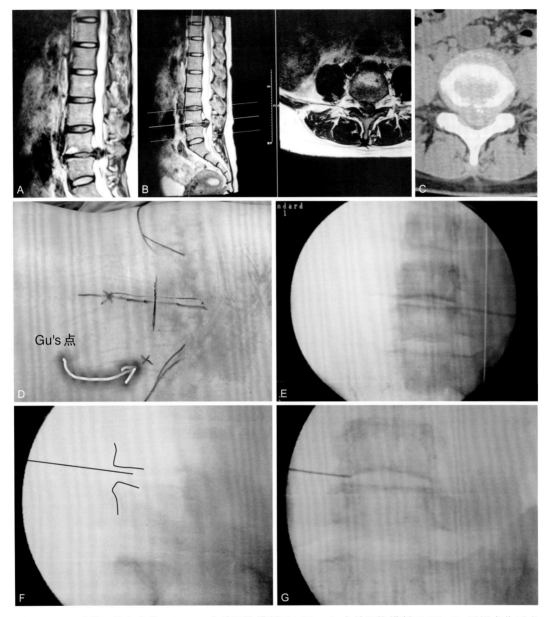

图 10.2　A. 术前腰椎矢状位 MRI；B. 术前腰椎横断面 MRI；C. 术前腰椎横断面 CT；D. 透视定位手术间隙，确定穿刺进针点；E. 定位手术间隙的正位透视图像；F. 术中穿刺侧位透视图像；G. 术中穿刺正位透视图像

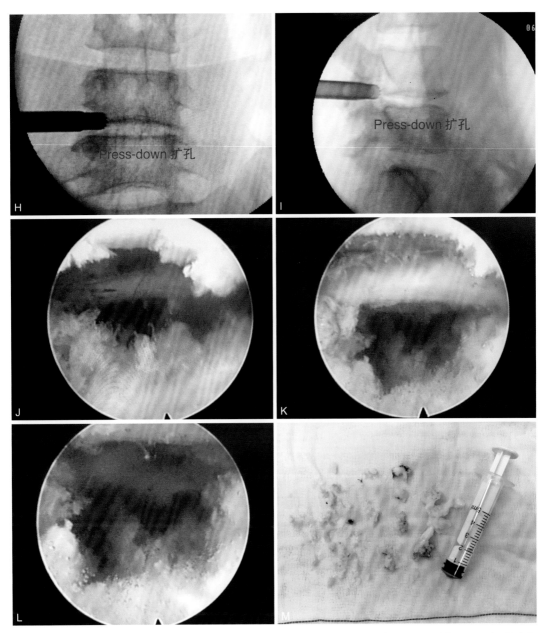

图 10.2（续）　H. 下压式扩孔后透视正位以确定环锯深度超过椎弓根内缘；I. 透视侧位显示环锯前端位于目标椎间隙后方椎管内；J. 镜下可见左侧神经根；K. 摘除左侧神经根下方及中央的突出髓核；L. 镜下可见对侧神经根；M. 取出的髓核

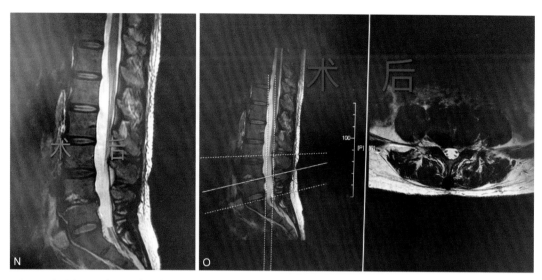

图 10.2（续）　N. 术后 1 年腰椎矢状位 MRI；O. 术后 1 年腰椎横断面 MRI

10.3 腰 4/5 椎间盘突出症（游离）

- 47 岁男性患者。

- 主诉：腰痛伴右下肢放射痛 2 年，加重 2 周。

- 查体：右下肢直腿抬高试验 30°（＋）。

- 腰椎 MRI、CT：腰 4/5 椎间盘脱出，中央偏右侧，压迫神经根及硬膜囊（图 10.3A，B，C）。

- 诊断：腰 4/5 椎间盘突出症（游离）。

- 术前计划：患者主要表现为腰 5 神经根症状，保守治疗效果不佳，计划右侧进入椎间孔镜下处理腰 4/5 椎间隙，摘除游离的巨大髓核。

- 手术过程

  ➢ 患者俯卧位；透视正位定出手术间隙腰 4/5（图 10.3D），通过该水平线与正中线交点的垂线即为穿刺瞄准点；穿刺进针点（Gu's 点）位于平坦背部转向侧面的拐角处。

  ➢ 1% 利多卡因局麻成功后穿刺进入椎间隙，有落空感后透视侧位确认穿刺针在腰 4/5 椎间隙（图 10.3E），透视正位确认穿刺针深度。

  ➢ 将 2ml（生理盐水 9ml+ 亚甲蓝 1ml）混合液注射入椎间盘进行染色，可诱发出右下肢放射痛。

> 插入导丝，拔出穿刺针，以导丝为中心作一 6mm 长切口，用长针头沿导丝进入作深部软组织及上关节突麻醉。

> 顺着导丝逐级扩张软组织，置入导棒后抽出导丝，稍作敲击导棒使其进入腰 4/5 椎间孔，顺着导棒置入 8.8mm 大号环锯保护套筒并将其斜面锚于上关节突上，压低套筒后插入 7.5mm 环锯切割上关节突腹侧骨质以扩大椎间孔（Press-down 扩孔），直至阻力消失，透视正位确认环锯顶端超过椎弓根内缘（图 10.3F，G，H，I，J）。

> 拔出环锯，再次放入导棒，稍作敲击，取出保护套筒，顺着导棒置入工作套筒（图 10.3K，L，M）。

> 放入椎间孔镜，镜下摘除髓核、显露神经根（图 10.3N，O，P，Q，R，S，T，U、V）。

> 拔出工作通道，关闭切口。

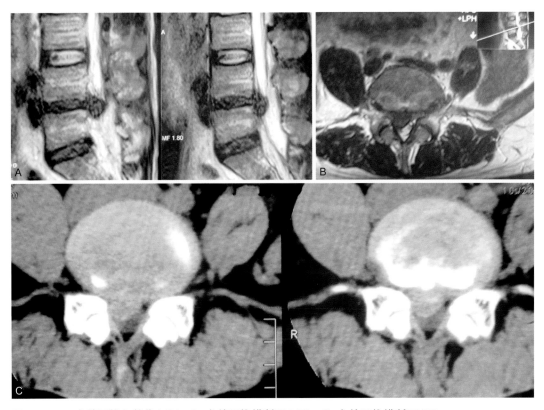

图 10.3　A. 术前腰椎矢状位 MRI；B. 术前腰椎横断面 MRI；C. 术前腰椎横断面 CT

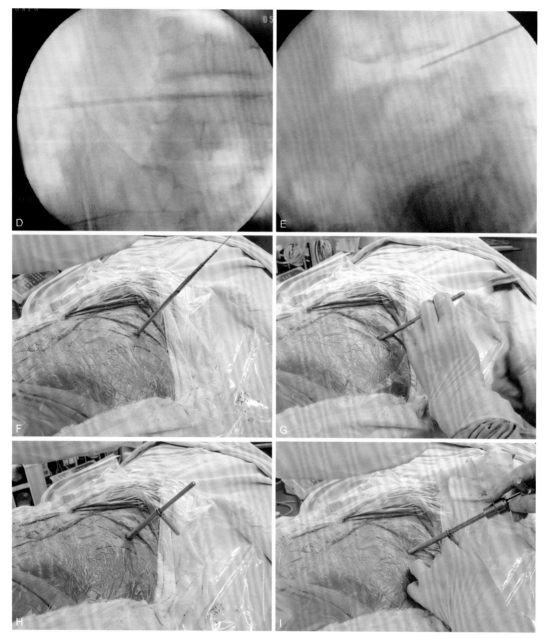

图 10.3（续） D. 定位手术间隙的正位透视图像；E. 术中穿刺侧位透视图像；F. 顺着导丝逐级扩张软组织；G. 置入导棒后抽出导丝，稍作敲击导棒使其进入腰 4/5 椎间孔；H. 顺着导棒置入 8.8mm 大号环锯保护套筒并将其斜面锚于上关节突上；I. 压低套筒后插入 7.5mm 环锯切割上关节突腹侧骨质以扩大椎间孔（Press-down 扩孔），直至阻力消失

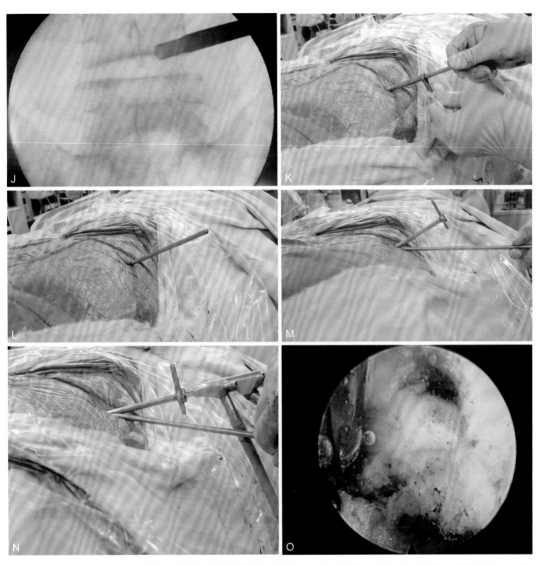

图10.3（续）　J.透视正位确认环锯顶端超过椎弓根内缘；K.拔出环锯，再次放入导棒，稍作敲击；L.取出保护套筒；M.顺着导棒置入工作套筒；N.放入椎间孔镜；O.镜下切除黄韧带

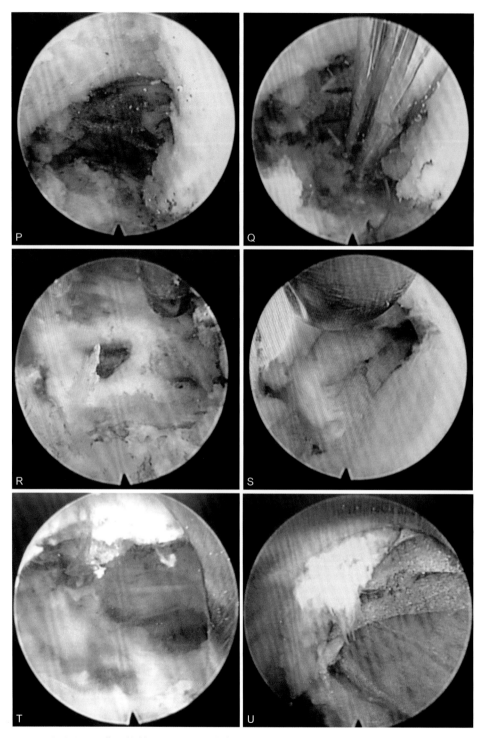

图 10.3（续） P. 进入椎管，可见硬膜外脂肪；Q. 清理组织后显露纤维环；R. 纤维环上开窗；S. 摘除巨大髓核；T. 腰 5 行走神经根落下、松弛；U. 镜下探查腰 4 出口神经根

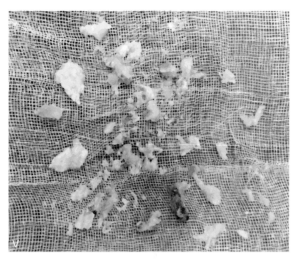

图 10.3（续）　V. 摘除的髓核

10.4 腰 4/5 椎间盘突出症（游离）

- 41 岁男性患者。
- 主诉：双下肢放射痛 6 年，以左侧为重，加重 2 周。
- 查体：左下肢直腿抬高试验 40°（＋），右下肢（－）。
- 腰椎 MRI、CT：腰 4/5 椎间盘脱出，中央偏左侧，压迫神经根及硬膜囊（图 10.4A，B，C）。
- 诊断：腰 4/5 椎间盘突出症（游离）。
- 术前计划：患者主要表现为双侧腰 5 神经根症状，保守治疗效果不佳，计划左侧进入椎间孔镜下处理腰 4/5 椎间隙，摘除游离的巨大髓核，为双侧腰 5 神经根减压。
- 手术过程
  - 患者俯卧位；透视正位定出手术间隙腰 4/5，通过该水平线与正中线交点的垂线即为穿刺瞄准点；穿刺进针点（Gu's 点）位于平坦背部转向侧面的拐角处（图 10.4D，E）。
  - 1% 利多卡因局麻成功后穿刺进入椎间隙，有落空感后透视侧位确认穿刺针在腰 4/5 椎间隙，透视正位确认穿刺针深度（图 10.4F，G）。
  - 插入导丝，拔出穿刺针，以导丝为中心作一 6mm 长切口，用长针头沿导丝进入作深部软组织及上关节突麻醉。

> 顺着导丝逐级扩张软组织，置入导棒后抽出导丝，稍作敲击导棒使其进入腰 4/5 椎间孔，顺着导棒置入 8.8mm 大号环锯保护套筒并将其斜面锚于上关节突上，压低套筒后插入 7.5mm 环锯切割上关节突腹侧骨质以扩大椎间孔（Press-down 扩孔），直至阻力消失，透视正位确认环锯顶端超过椎弓根内缘，透视侧位显示环锯前端位于目标椎间隙后方椎管内（图 10.4H，I）。

> 拔出环锯，再次放入导棒，稍作敲击，取出保护套筒，顺着导棒置入工作套筒。

> 放入椎间孔镜，镜下摘除左侧神经根下方、中央及对侧神经根下方的髓核，显露双侧神经根（图 10.4J，K）。

> 拔出工作通道，关闭切口。

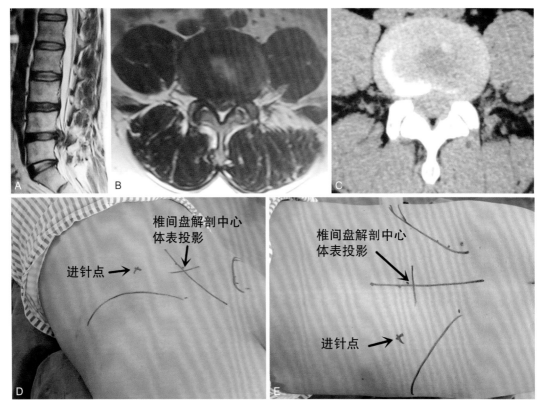

图 10.4　A. 术前腰椎矢状位 MRI；B. 术前腰椎横断面 MRI；C. 术前腰椎横断面 CT；D、E. 透视定位手术间隙，确定穿刺进针点

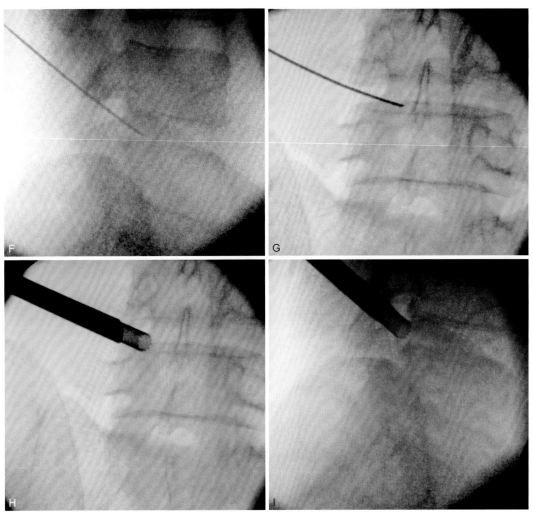

图 10.4（续）　F. 术中穿刺侧位透视图像；G. 术中穿刺正位透视图像；H. 下压式扩孔后透视正位以确定环锯深度超过椎弓根内缘；I. 透视侧位显示环锯前端位于目标椎间隙后方椎管内

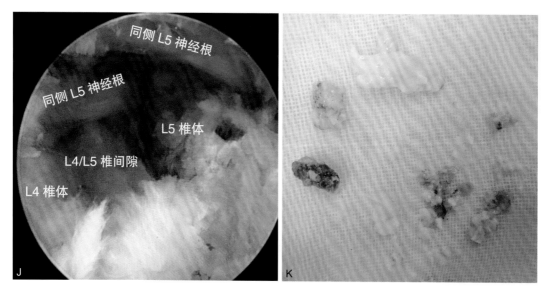

图 10.4（续） J. 镜下摘除髓核，可见双侧腰 5 神经根；K. 取出的髓核

第11章
PTES 椎间孔镜技术治疗 极外侧型腰椎间盘突出症

　　腰椎间盘突出症根据椎间盘突出位置与椎管、椎弓根的关系，分为椎管内突出和椎管外突出（极外侧型突出）。突出最高点位于相邻椎体双侧椎弓根内缘之间的称为椎管内突出；位于椎弓根内缘外侧的称为椎管外突出，其中位于椎弓根内外缘之间的称为椎间孔内突出，位于椎弓根外缘外侧的称为椎间孔外突出（图 11.0）。

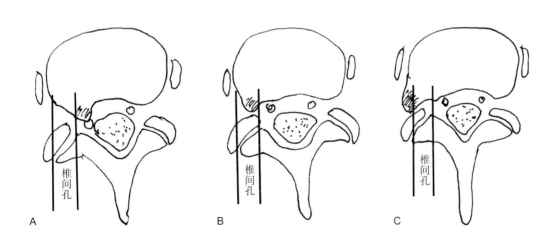

图 11.0 腰椎间盘突出症分型：A. 椎管内型；B. 椎管外型（极外侧型）——椎间孔内型；C. 椎管外型（极外侧型）——椎间孔外型

11.1 腰 4/5 椎间盘突出症（椎间孔内型）

- 32 岁男性患者。
- 主诉：腰痛伴右膝部及小腿内侧疼痛 3 个月。
- 查体：右下肢直腿抬高试验（–）。
- 腰椎 MRI、CT：腰 4/5 椎间盘脱出，位于椎间孔内，压迫神经根（图 11.1A，B，C）。
- 诊断：腰 4/5 椎间盘突出症（椎间孔内型）。
- 术前计划：患者主要表现为腰 4 神经根症状，保守治疗效果不佳，计划右侧进入椎间孔镜下摘除突出的髓核。
- 手术过程
  - 患者俯卧位；透视正位定出手术间隙（腰 4/5），通过该水平线与正中线交点的垂线即为穿刺瞄准点；穿刺进针点（Gu's 点）位于平坦背部转向侧面的拐角处（图 11.1D，E）。
  - 1% 利多卡因局麻成功后穿刺进入椎间隙，有落空感后透视侧位确认穿刺针在腰 4/5 椎间隙，透视正位确认穿刺针深度（图 11.1F，G）。
  - 将 2ml（欧乃派克 9ml+ 亚甲蓝 1ml）混合液注射入椎间盘进行造影、染色，透视正侧位发现造影剂渗漏，可诱发出右下肢放射痛（图 11.1H，I）。
  - 插入导丝，拔出穿刺针，以导丝为中心作一 6mm 长切口，用长针头沿导丝进入作深部软组织及上关节突麻醉。
  - 顺着导丝逐级扩张软组织，置入导棒后抽出导丝，稍作敲击导棒使其进入腰 4/5 椎间孔，顺着导棒置入工作套筒，透视正位以确认其位置（图 11.1J）。
  - 放入椎间孔镜，镜下摘除髓核、显露神经根（图 11.1K）。
  - 拔出工作通道，关闭切口。

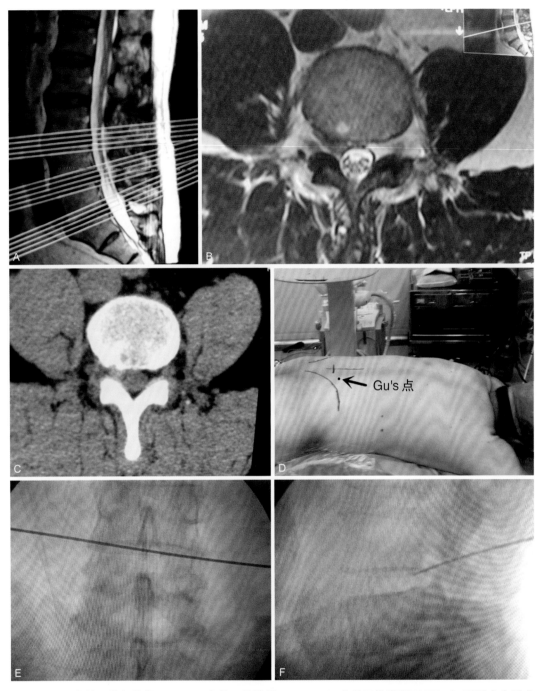

图 11.1　A. 术前腰椎矢状位 MRI；B. 术前腰椎横断面 MRI；C. 术前腰椎横断面 CT；D. 透视定位手术间隙，确定穿刺进针点；E. 定位手术间隙的正位透视图像；F. 术中穿刺侧位透视图像

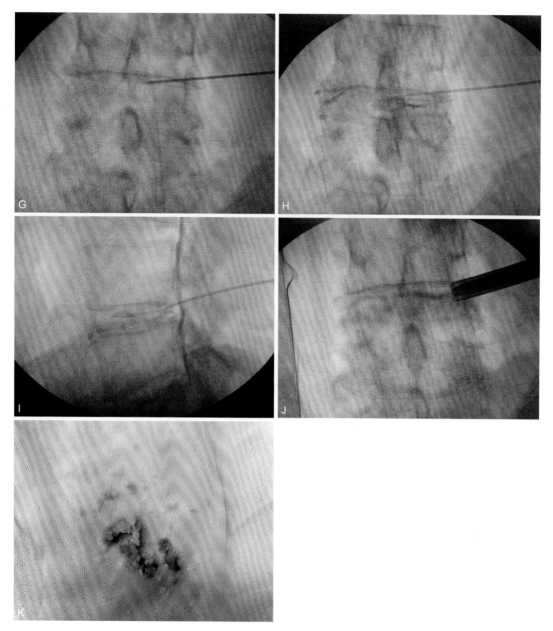

图 11.1(续) G.术中穿刺正位透视图像；H.椎间盘造影后的正位透视图像；I.造影后的侧位透视图像；J.确认工作套筒位置的正位透视图像；K.取出的髓核

11.2 腰 5/ 骶 1 椎间盘突出症（椎间孔内型）

- 45 岁男性患者，骨科医生。
- 主诉：左下肢放射痛 4 月余，无法正常行走。
- 查体：左下肢直腿抬高试验 20°（ + ）。
- 腰椎 MRI、CT：腰 5/ 骶 1 椎间盘脱出，位于左侧椎间孔内，明显压迫神经根（图 11.2A，B，C）。
- 诊断：腰 5/ 骶 1 椎间盘突出症（椎间孔内型）。
- 术前计划：患者主要表现为腰 5 神经根症状，保守治疗效果不佳，计划左侧进入椎间孔镜下摘除游离的髓核。
- 手术过程
  - 患者俯卧位；透视正位定出手术间隙（腰 5/ 骶 1），通过该水平线与正中线交点的垂线即为穿刺瞄准点；穿刺进针点（Gu's 点）位于平坦背部转向侧面的拐角处、髂嵴头端（图 11.2D，E）。
  - 1% 利多卡因局麻成功后穿刺进入椎间隙，有落空感后透视侧位确认穿刺针在腰 5/ 骶 1 椎间隙，透视正位确认穿刺针深度（图 11.2F，G）。
  - 将 2ml（欧乃派克 9ml+ 亚甲蓝 1ml）混合液注射入椎间盘进行造影、染色，透视正侧位发现造影剂渗漏，可诱发出左下肢放射痛（图 11.2H，I）。
  - 插入导丝，拔出穿刺针，以导丝为中心作一 6mm 长切口，用长针头沿导丝进入作深部软组织及上关节突麻醉。
  - 顺着导丝逐级扩张软组织，置入导棒后抽出导丝，稍作敲击导棒使其进入腰 5/ 骶 1 椎间孔，顺着导棒置入工作套筒。
  - 放入椎间孔镜，镜下摘除游离髓核，显露左侧腰 5 出口神经根（图 11.2J，K，L）。
  - 拔出工作通道，关闭切口。

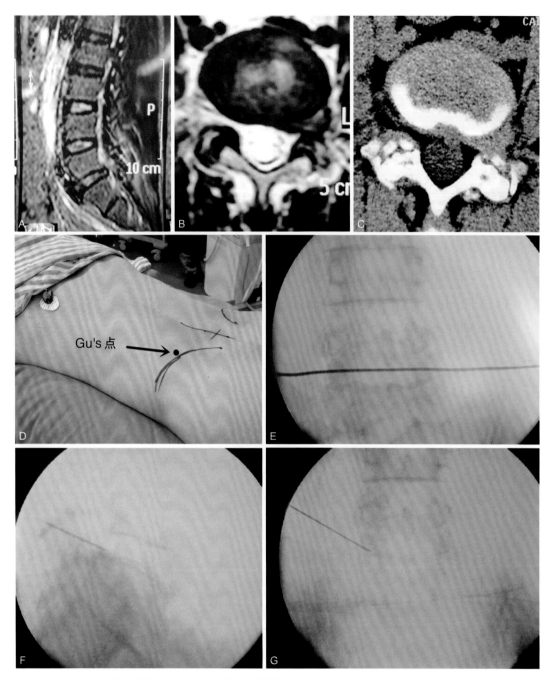

图 11.2　A. 术前腰椎矢状位 MRI；B. 术前腰椎横断面 MRI；C. 术前腰椎横断面 CT；D. 透视定位手术间隙，确定穿刺进针点；E. 定位手术间隙的正位透视图像；F. 术中穿刺侧位透视图像；G. 术中穿刺正位透视图像

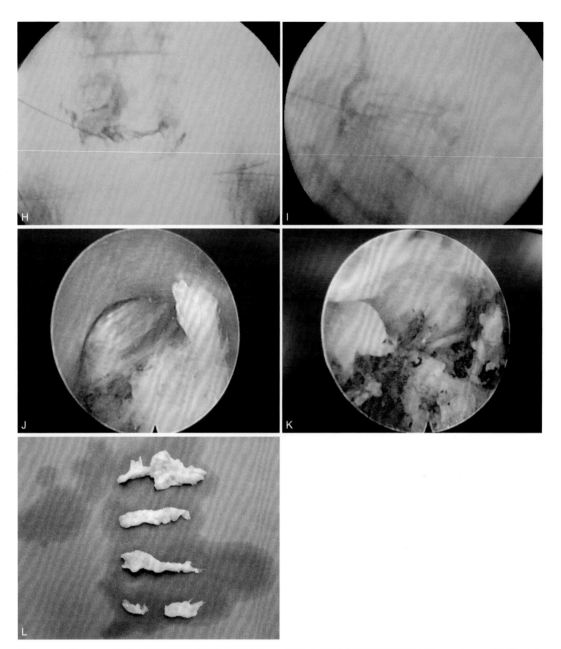

图 11.2（续）　H. 椎间盘造影后的正位透视图像；I. 椎间盘造影后的侧位透视图像；J 镜下可见被压迫的左侧腰 5 出口神经根及游离的髓核；K. 取出游离髓核，镜下见出口神经根松弛；L. 取出的游离髓核

11.3 腰 5/ 骶 1 椎间盘突出症（椎间孔外型）

- 71 岁男性患者。
- 主诉：左下肢放射痛 2 月余，以小腿外侧为主。
- 查体：左下肢直腿抬高试验 25°（＋）。
- 腰椎 MRI、CT：腰 5/ 骶 1 椎间盘于左侧椎间孔内脱出，压迫神经根（图 11.3A，B，C）。
- 诊断：腰 5/ 骶 1 椎间盘突出症（椎间孔外型）。
- 术前计划：患者主要表现为腰 5 神经根症状，保守治疗效果不佳，计划左侧进入椎间孔镜下摘除突出的髓核。
- 手术过程

  - 患者俯卧位；透视正位定出手术间隙（腰 5/ 骶 1），通过该水平线与正中线交点的垂线即为穿刺瞄准点；穿刺进针点（Gu's 点）位于平坦背部转向侧面的拐角处、髂嵴头端（图 11.3D）。

  - 1% 利多卡因局麻成功后穿刺进入椎间隙，有落空感后透视侧位确认穿刺针在腰 5/ 骶 1 椎间隙，透视正位确认穿刺针深度（图 11.3E，F）。

  - 将 2ml（欧乃派克 9ml+ 亚甲蓝 1ml）混合液注射入椎间盘进行造影、染色，透视正侧位发现造影剂渗漏，可诱发出左下肢放射痛（图 11.3G，H）。

  - 插入导丝，拔出穿刺针，以导丝为中心作一 6mm 长切口，用长针头沿导丝进入作深部软组织及上关节突麻醉。

  - 顺着导丝逐级扩张软组织，置入导棒后抽出导丝，稍作敲击导棒使其进入腰 5/ 骶 1 椎间孔，顺着导棒置入 8.8mm 大号环锯保护套筒并将其斜面锚于上关节突上，压低套筒后插入 7.5mm 环锯切割上关节突腹侧骨质以扩大椎间孔（Press-down 扩孔），直至阻力消失，透视正位确认环锯顶端超过椎弓根内缘（图 11.3I）。

  - 拔出环锯，再次放入导棒，稍作敲击，取出保护套筒，顺着导棒置入工作套筒。

  - 放入椎间孔镜，镜下摘除游离髓核，显露出口神经根（图 11.3J，K）。

  - 拔出工作通道，关闭切口（图 11.3L）。

- 术后 1 年复查 MRI 示突出髓核已摘除（图 11.3M）。

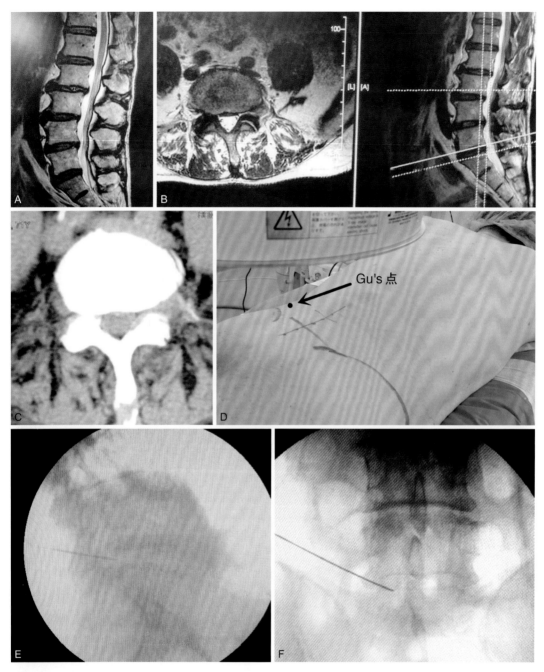

图 11.3　A.术前腰椎矢状位 MRI；B.术前腰椎横断面 MRI；C.术前腰椎横断面 CT；D.透视定位手术间隙，确定穿刺进针点；E.术中穿刺侧位透视图像；F.术中穿刺正位透视图像

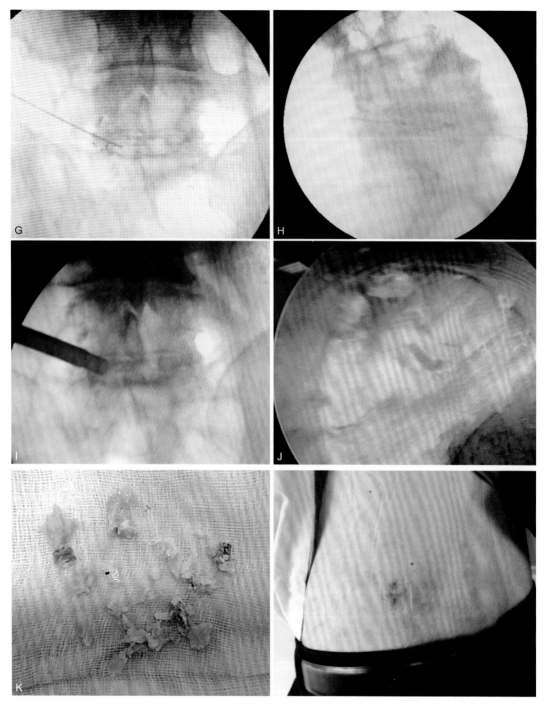

图 11.3（续）　G. 椎间盘造影后的正位透视图像；H. 椎间盘造影后的侧位透视图像；I. 下压式扩孔后透视正位以确定环锯深度超过椎弓根内缘；J. 摘除突出髓核后镜下可见左侧腰 5 出口神经根；K. 取出的髓核；L. 手术切口

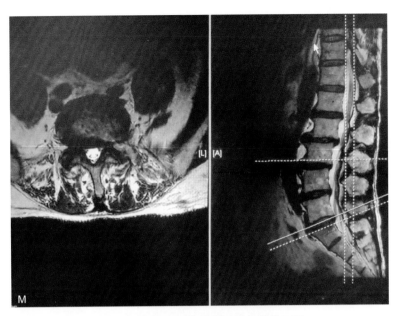

图 11.3（续） M. 术后 1 年复查腰椎横断面及矢状位 MRI

11.4 腰 4/5 椎间盘突出症（椎间孔外型）

- 45 岁男性患者。
- 主诉：腰痛伴左下肢放射痛 4 月余，加重 10 天。
- 查体：左下肢直腿抬高试验 25°（＋）。
- 腰椎 MRI、CT：腰 4/5 椎间盘脱出，位于左侧椎间孔外，压迫神经根（图 11.4A，B，C）。
- 诊断：腰 4/5 椎间盘突出症（椎间孔外型）。
- 术前计划：患者主要表现为腰 4 神经根症状，保守治疗效果不佳，计划左侧进入椎间孔镜下摘除突出的髓核。
- 手术过程
  - 患者俯卧位；透视正位定出手术间隙（腰 4/5），通过该水平线与正中线交点的垂线即为穿刺瞄准点；穿刺进针点（Gu's 点）位于平坦背部转向侧面的拐角处（图 11.4D，E）。
  - 1% 利多卡因局麻成功后穿刺进入椎间隙，有落空感后透视侧位确认穿刺针在腰 4/5 椎间隙，透视正位确认穿刺针深度（图 11.4F，G）。

> 将 2ml（欧乃派克 9ml+ 亚甲蓝 1ml）混合液注射入椎间盘进行造影、染色，透视正侧位发现造影剂渗漏，可诱发出左下肢放射痛（图 11.4H，I）。

> 插入导丝，拔出穿刺针，以导丝为中心作一 6mm 长切口，用长针头沿导丝进入作深部软组织及上关节突麻醉。

> 顺着导丝逐级扩张软组织，置入导棒后抽出导丝，稍敲击导棒使其进入腰 4/5 椎间孔。

> 顺着导棒置入工作套筒，透视正侧位以确认其位置（图 11.4J，K）。

> 放入椎间孔镜，镜下摘除髓核（图 11.4L，M）。

> 拔出工作通道，关闭切口。

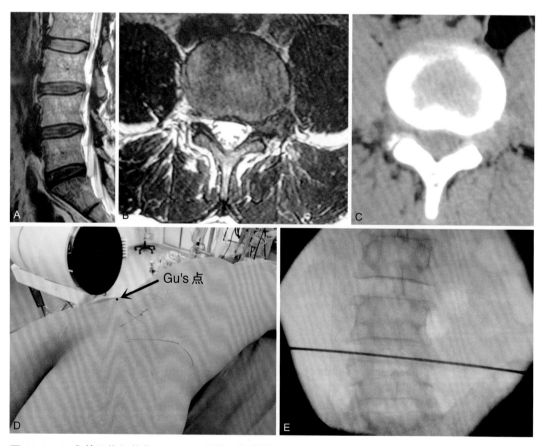

图 11.4   A. 术前腰椎矢状位 MRI；B. 术前腰椎横断面 MRI；C. 术前腰椎横断面 CT；D. 透视定位手术间隙，确定穿刺进针点；E. 定位手术间隙的正位透视图像

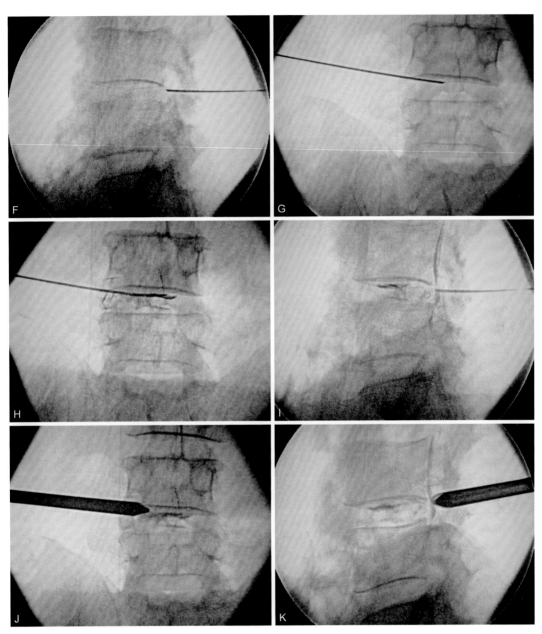

图 11.4（续） F. 术中穿刺侧位透视图像；G. 术中穿刺正位透视图像；H. 椎间盘造影后的正位透视图像；I. 椎间盘造影后的侧位透视图像；J. 确认工作套筒位置的正位透视图像；K. 确认工作套筒位置的侧位透视图像

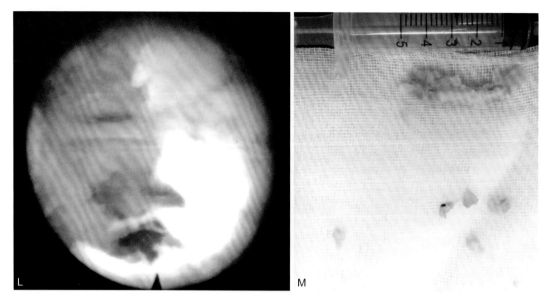

图 11.4（续） L. 镜下摘除脱出髓核；M. 取出的髓核

第 12 章
PTES 椎间孔镜技术治疗伴高髂嵴的腰5/骶1椎间盘突出症

目前对高髂嵴的定义并不统一。Choi 等 [29] 将侧位 X 线片上髂嵴最高点高于腰 5 椎弓根中点者视为高髂嵴，通过观察椎间孔镜治疗 100 例腰 5/ 骶 1 椎间盘突出症的疗效，发现采用椎间孔镜治疗高髂嵴病例可行而有效，但需行椎间孔扩大成形术。国内有学者将高髂嵴定义为平卧的正位 X 线片上髂嵴水平位于腰 4 椎体下 1/4 以上，并采用经相应椎体椎间孔、椎板间和经髂骨椎间孔 3 种手术入路对伴高髂嵴的腰 5/ 骶 1 椎间盘突出症行经皮内镜手术，结果表明，3 种内镜手术方式均安全、有效，但该研究认为椎间孔入路对于椎间孔外型的椎间盘突出有效，其他类型的突出椎间孔入路需谨慎选择 [30]。我们将高髂嵴定义为正位或侧位 X 线片上髂嵴最高点平或高于腰 4 椎体下终板 [23,25]（图 12.1A，12.2A），并采用 PTES 椎间孔镜技术治疗 52 例腰 5/ 骶 1 椎间盘突出症，术后 2 年随访发现，其中伴高髂嵴的腰 5/ 骶 1 椎间盘突出症患者的优良率达 100%（24/24）[25]。PTES 椎间孔镜技术治疗伴高髂嵴的腰 5/ 骶 1 椎间盘突出病例，术中摆放体位时应尽量使患者后凸以扩大髂嵴、骶岬及横突间的空隙，并使用"绕标技术" [21-28] 旋转穿刺针反复改变针尖斜面方向以使穿刺针曲线行进绕过障碍到达目标，另外偏内的"顾氏点"可避开外侧的髂嵴最高点，也就是说穿刺是从最高点内侧髂嵴较低的地方进入，并不受髂嵴阻挡。

12.1 腰 5/ 骶 1 椎间盘突出症伴高髂嵴

- 44 岁男性患者。
- 主诉：腰痛 2 年，加重伴左下肢放射痛、麻木半个月。
- 查体：左下肢直腿抬高试验 40°（＋），右下肢（－）。
- 腰椎 X 线片：髂嵴最高点连线高于腰 4 椎体下终板（图 12.1A）。腰椎 MRI、CT：腰 5/ 骶 1 椎间盘脱出，偏左侧，压迫神经根及硬膜囊（图 12.1B，C，D）。

- 诊断：腰 5/ 骶 1 椎间盘突出症伴高髂嵴。

- 术前计划：患者表现为左下肢骶 1 神经根症状，保守治疗效果不佳，计划左侧进入在椎间孔镜下摘除突出的髓核，为骶 1 神经根减压。

- 手术过程

  - 患者俯卧位，尽量使患者后凸以扩大髂嵴、骶岬及横突间的空隙。透视正位定出手术间隙腰 5/ 骶 1，通过该水平线与正中线交点的垂线即为穿刺瞄准点；穿刺进针点（Gu's 点）位于平坦背部转向侧面的拐角处，紧贴髂嵴上缘（图 12.1E，F）。

  - 1% 利多卡因局麻成功后穿刺进入椎间隙，可使用微调技术和绕标技术调整穿刺方向，有落空感后透视侧位确认穿刺针在腰 5/ 骶 1 椎间隙，透视正位确认穿刺针深度（图 12.1G，H）。

  - 插入导丝，拔出穿刺针，以导丝为中心作一 6mm 长切口，用长针头沿导丝进入作深部软组织及上关节突麻醉。

  - 顺着导丝逐级扩张软组织，置入导棒后抽出导丝，稍作敲击导棒使其进入腰 5/ 骶 1 椎间孔，顺着导棒置入 8.8mm 大号环锯保护套筒并将其斜面锚于上关节突上，压低套筒后插入 7.5mm 环锯切割上关节突腹侧骨质以扩大椎间孔（Press-down 扩孔），直至阻力消失，透视正位确认环锯顶端超过椎弓根内缘，透视侧位显示环锯前端位于目标椎间隙后方椎管内。

  - 拔出环锯，再次放入导棒，稍作敲击，取出保护套筒，顺着导棒置入工作套筒（图 12.1I）。

  - 放入椎间孔镜，镜下摘除左侧神经根下方的髓核，显露左侧神经根（图 12.1J，K）。

  - 拔出工作通道，关闭切口。

- 术后复查 MRI 示突出的髓核已摘除（图 12.1L，M，N，O）。

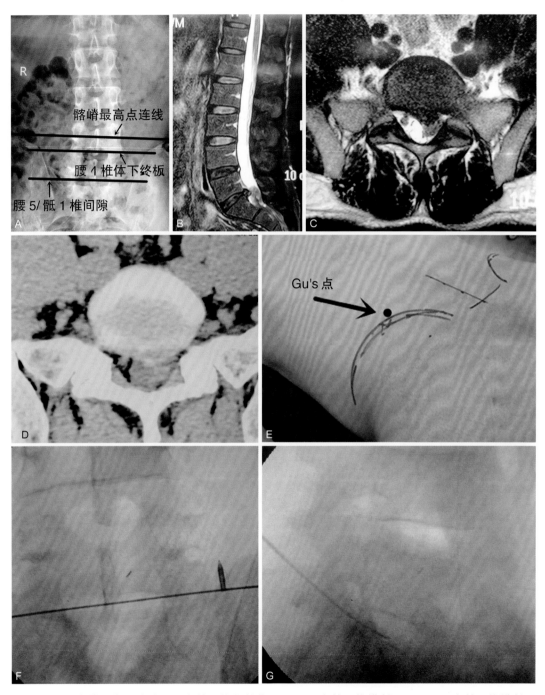

图 12.1　A. 术前正位 X 线片；B. 术前腰椎矢状位 MRI；C. 术前腰椎横断面 MRI；D. 术前腰椎横断面 CT；E. 透视定位手术间隙，确定穿刺进针点；F. 定位手术间隙的正位透视图像；G. 术中穿刺侧位透视图像

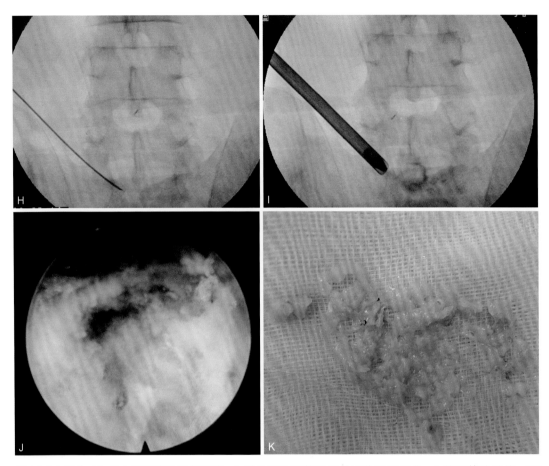

图 12.1（续） H. 术中穿刺正位透视图像；I. 确认工作套筒位置的正位透视图像；J. 镜下摘除髓核，可见左侧骶 1 神经根；K. 取出的髓核

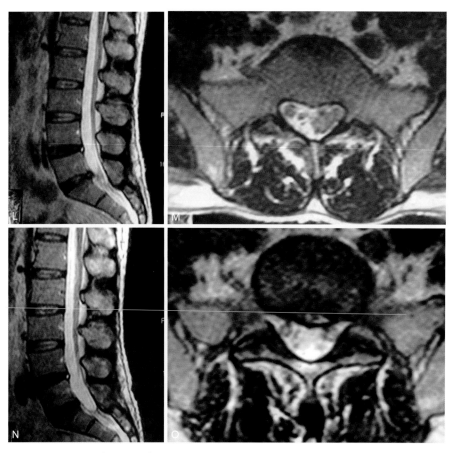

图 12.1（续）　L. 术后 1 周复查腰椎 MRI 的矢状位；M. 术后 1 周复查腰椎 MRI 的横断面；N. 术后 1 年复查腰椎 MRI 的矢状位；O. 术后 1 年复查腰椎 MRI 的横断面

12.2 腰 5/ 骶 1 椎间盘突出症伴高髂嵴

- 61 岁女性患者。

- 主诉：右下肢放射痛 3 年。

- 查体：右下肢直腿抬高试验（－）。

- 腰椎 X 线片：髂嵴最高点连线高于腰 4 椎体下终板（图 12.2A）。腰椎 MRI、CT：腰 5/ 骶 1 椎间盘突出，偏右侧，压迫神经根及硬膜囊（图 12.2B，C，D）。

- 诊断：腰 5/ 骶 1 椎间盘突出症伴高髂嵴。

- 术前计划：患者表现为右下肢骶 1 神经根症状，保守治疗效果不佳，计划右侧进入在椎间孔镜下摘除突出的髓核，为骶 1 神经根减压。

- 手术过程

  ➢ 患者俯卧位，尽量使患者后凸以扩大髂嵴、骶岬及横突间的空隙。透视正位定出手术间隙腰 5/ 骶 1，通过该水平线与正中线交点的垂线即为穿刺瞄准点；穿刺进针点（Gu's 点）位于平坦背部转向侧面的拐角处，紧贴髂嵴上缘（图 12.2E，F）。

  ➢ 1% 利多卡因局麻成功后穿刺进入椎间隙，可使用微调技术和绕标技术调整穿刺方向，有落空感后透视侧位确认穿刺针在腰 5/ 骶 1 椎间隙，透视正位确认穿刺针深度（图 12.2G，H）。

  ➢ 插入导丝，拔出穿刺针，以导丝为中心作一 6mm 长切口，用长针头沿导丝进入作深部软组织及上关节突麻醉。

  ➢ 顺着导丝逐级扩张软组织，置入导棒后抽出导丝，稍作敲击导棒使其进入腰 5/ 骶 1 椎间孔，顺着导棒置入 8.8mm 大号环锯保护套筒并将其斜面锚于上关节突上，压低套筒后插入 7.5mm 环锯切割上关节突腹侧骨质以扩大椎间孔（Press-down 扩孔），直至阻力消失，透视正位确认环锯顶端超过椎弓根内缘，透视侧位显示环锯前端位于目标椎间隙后方椎管内（图 12.2I，J）。

  ➢ 拔出环锯，再次放入导棒，稍作敲击，取出保护套筒，顺着导棒置入工作套筒。

  ➢ 放入椎间孔镜，镜下摘除右侧神经根下方的髓核，显露右侧神经根（图 12.2K，L）。（视频 12-2）

  ➢ 拔出工作通道，关闭切口（图 12.2M）。

视频
12-2

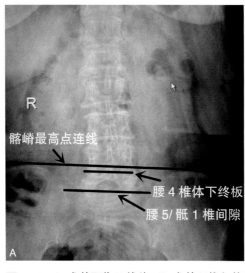
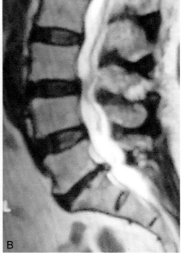

图 12.2　A. 术前正位 X 线片；B. 术前腰椎矢状位 MRI

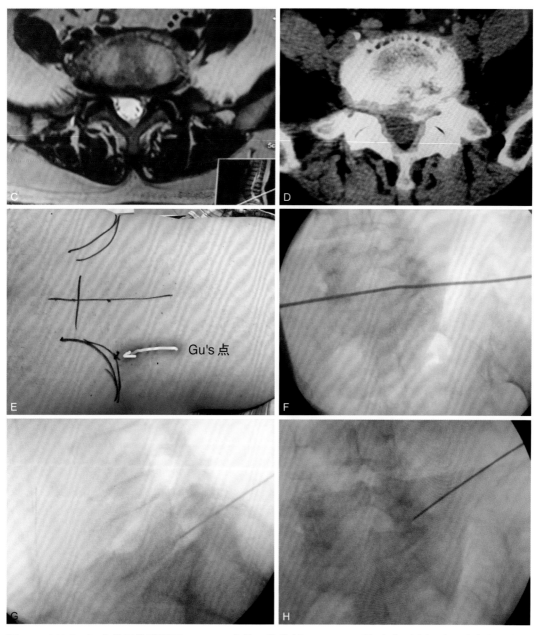

图 12.2（续） C.术前腰椎横断面 MRI；D.术前腰椎横断面 CT；E.透视定位手术间隙，确定穿刺进针点；F.定位手术间隙的正位透视图像；G.术中穿刺侧位透视图像；H.术中穿刺正位透视图像

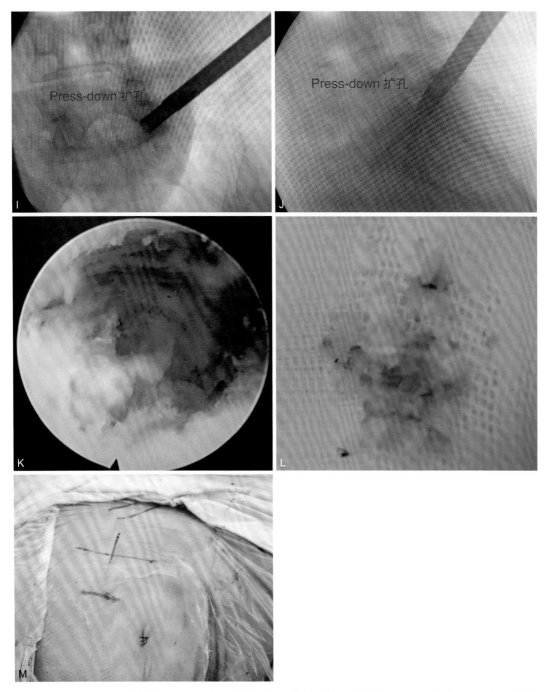

图 12.2（续） I. 下压式扩孔后透视正位以确定环锯深度超过椎弓根内缘；J. 透视侧位显示环锯前端位于目标椎间隙后方椎管内；K. 镜下摘除髓核，可见右侧骶 1 神经根；L. 取出的髓核；M. 手术切口

第13章
PTES 椎间孔镜技术治疗
伴侧弯的腰椎间盘突出症

伴侧弯的腰椎间盘突出症病例行椎间孔镜术时患者摆俯卧位，身体下方垫弓形软枕腰桥，背部保持水平。透视定位手术节段时，注意根据椎体旋转调整 C 臂机球管投射角度以获得标准正位片。穿刺进针点一般位于腰背部平面最外缘（平面转侧面的拐角处），如果有脊柱侧弯，应该根据椎体旋转的方向稍内移或外移穿刺进针点。穿刺时应根据椎体旋转，加大或减小穿刺针与水平面的角度。

13.1 腰 4/5 椎间盘突出症伴侧弯

- 80 岁女性患者。
- 主诉：腰痛 30 余年，加重伴右下肢放射痛 2 个月。
- 查体：腰 5/ 骶 1 椎间隙有压痛，右下肢直腿抬高试验 50°（＋），加强试验 40°（＋），右小腿外侧、足背、足底感觉稍减退。
- 腰椎 X 线片：腰椎侧弯，椎体向右侧旋转（图 13.1A）。腰椎 MRI、CT：腰 4/5 椎间盘突出，偏右侧，压迫神经根及硬膜囊（图 13.1B，C，D）。
- 诊断：腰 4/5 椎间盘突出症伴侧弯。
- 术前计划：患者主要表现为腰 5 神经根症状，但也有骶 1 神经根症状掺杂其中，计划先处理腰 4/5 椎间隙，再根据患者主观感受决定是否进一步处理腰 5/ 骶 1 椎间隙。
- 手术过程
  - 患者俯卧位，背部保持水平。透视正位定出手术间隙腰 4/5、腰 5/ 骶 1，通过该水平线与正中线交点的垂线即为穿刺瞄准点，注意调整 C 臂机球管投射角度以获得标准正位片；由于椎体向右侧旋转，穿刺进针点（Gu's 点）位于平坦背部转向侧面的拐角处稍内移一点，略头端于腰 4/5 水平线（图 13.1E，F）。

- 1% 利多卡因局麻成功后穿刺进入椎间隙，由于椎体向右侧旋转，需加大穿刺针与水平面的角度，有落空感后透视侧位确认穿刺针在腰 4/5 椎间隙，透视正位确认穿刺针深度（图 13.1G，H）。

- 插入导丝，拔出穿刺针，以导丝为中心作一 6mm 长切口，用长针头沿导丝进入作深部软组织及上关节突麻醉。

- 顺着导丝逐级扩张软组织，置入导棒后抽出导丝，稍作敲击导棒使其进入腰 4/5 椎间孔，顺着导棒置入 8.8mm 大号环锯保护套筒并将其斜面锚于上关节突上，稍压低套筒后插入 7.5mm 环锯切割上关节突腹侧骨质以扩大椎间孔（Press-down 扩孔），直至阻力消失，透视正位确认环锯顶端超过椎弓根内缘，透视侧位显示环锯前端位于目标椎间隙后方椎管内（图 13.1I，J）。此时可以看到，环锯与水平面夹角超过 45°，这与脊柱侧弯、椎体向右旋转有关系（图 13.1K）。

- 拔出环锯，再次放入导棒，稍作敲击，取出保护套筒，顺着导棒置入工作套筒。

- 放入椎间孔镜，镜下摘除右侧神经根下方的髓核，显露右侧神经根（图 13.1L，M）。（视频 13-1）

- 询问患者症状明显缓解，决定结束手术，无须处理腰 5/ 骶 1 椎间隙。拔出工作通道，关闭切口。

视频
13-1

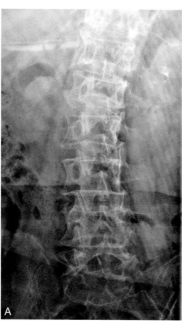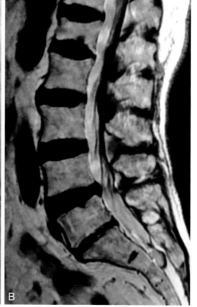

图 13.1   A. 术前正位 X 线片；B. 术前腰椎矢状位 MRI

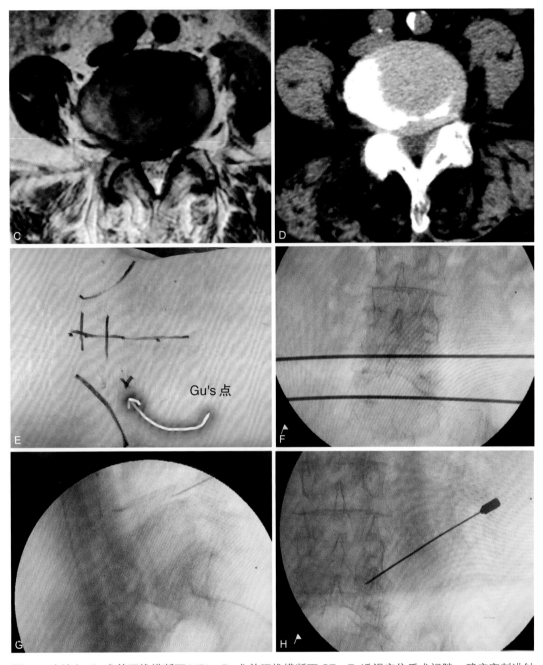

图 13.1（续） C.术前腰椎横断面 MRI ; D.术前腰椎横断面 CT ; E.透视定位手术间隙，确定穿刺进针点 ; F.定位手术间隙的正位透视图像 ; G.术中穿刺侧位透视图像 ; H.术中穿刺正位透视图像

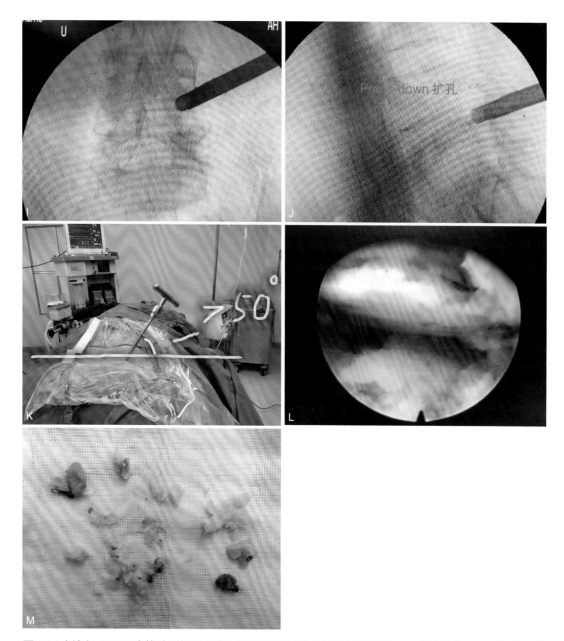

图 13.1（续） I. 下压式扩孔后透视正位以确定环锯深度超过椎弓根内缘；J. 透视侧位显示环锯前端位于目标椎间隙后方椎管内；K. 照片显示下压式扩孔方向，环锯与水平面夹角超过 45°；L. 镜下摘除髓核，可见右侧腰 5 神经根；M. 取出的髓核

13.2 腰 2/3、腰 3/4、腰 4/5 椎间盘突出症伴侧弯

- 66 岁女性患者。

- 主诉：腰痛伴左下肢胀痛 20 余年，加重 5 个月。

- 查体：腰 3/4、4/5 椎间隙有压痛，左下肢直腿抬高试验 45°（＋），加强试验 40°（＋），左人腿前方感觉明显减退。

- 腰椎 X 线片：腰椎侧弯，椎体向左侧旋转（图 13.2A）。腰椎 MRI、CT：腰 2/3、腰 3/4、腰 4/5 椎间盘突出，偏左侧，压迫神经根及硬膜囊，腰 2 滑脱（图 13.2B1，B2，B3、B4、B5、C1、C2、C3）。

- 诊断：腰 2/3、3/4、4/5 椎间盘突出症伴侧弯，腰 2 滑脱。

- 术前计划：由于患者只想处理下肢症状，拒绝处理腰椎侧弯及滑脱，只需行经皮椎间孔镜手术。患者表现为多个神经根症状，计划处理腰 2/3、腰 3/4、腰 4/5 三个椎间隙。

- 手术过程

  - 患者俯卧位，背部保持水平。透视正位定出手术间隙腰 2/3、腰 3/4、腰 4/5，通过该水平线与正中线交点的垂线即为穿刺瞄准点，注意调整 C 臂机球管投射角度以获得标准正位片。由于椎体向左侧旋转，穿刺进针点（Gu's 点）位于平坦背部转向侧面的拐角处稍内移一点，略尾端于腰 2/3 椎间隙，计划由一个切口完成三个节段手术（图 13.2D，E1）。

  - 腰 2/3 椎间隙：1% 利多卡因局麻成功后穿刺进入腰 2/3 椎间隙，由于椎体向左侧旋转，需加大穿刺针与水平面的角度，有落空感后透视侧位确认穿刺针在腰 2/3 椎间隙后缘，透视正位确认穿刺针深度（图 13.2E2，E3）。

  - 插入导丝，拔出穿刺针，以导丝为中心作一 6mm 长切口，用长针头沿导丝进入作深部软组织及上关节突麻醉。

  - 顺着导丝逐级扩张软组织，置入导棒后抽出导丝，稍作敲击导棒使其进入腰 2/3 椎间孔，顺着导棒置入 8.8mm 大号环锯保护套筒并将其斜面锚于上关节突上，稍压低套筒后插入 7.5mm 环锯切割上关节突腹侧骨质以扩大椎间孔（Press-down 扩孔）。此过程中患者诉左下肢放射痛，推测可能涉及出口腰 2 神经根，进一步压低保护套筒及环锯进行扩孔，直至下肢疼痛消失，阻力消失后透视正位确认环锯顶端超过椎弓根内缘，透视侧位发现环锯前端位于目标椎间隙椎管的后方，过于偏背侧（图 13.2E4，E5）。将套筒前端尽量抵住上

关节突并以此为支点立起套筒，插入环锯进行扩孔，阻力消失后透视侧位显示环锯前端位于目标椎间隙后方椎管内，透视正位确认环锯顶端超过椎弓根内缘（图 13.2E6，E7）。

➤ 拔出环锯，再次放入导棒，稍作敲击，取出保护套筒，顺着导棒置入工作套筒。

➤ 放入椎间孔镜，镜下摘除左侧神经根下方的髓核，显露左侧腰 3 神经根（图 13.2F）。

➤ 腰 3/4 椎间隙：拔出工作通道，由同一切口进入，1% 利多卡因局麻成功后穿刺进入腰 3/4 椎间隙，由于椎体向左侧旋转，需加大穿刺针与水平面的角度，有落空感后透视侧位确认穿刺针在腰 3/4 间隙，透视正位确认穿刺针深度。插入导丝，拔出穿刺针，以导丝为中心作一 6mm 长切口，用长针头沿导丝进入作深部软组织及上关节突麻醉。顺着导丝逐级扩张软组织，置入导棒后抽出导丝，稍作敲击导棒使其进入腰 3/4 椎间孔，顺着导棒置入 8.8mm 大号环锯保护套筒并将其斜面锚于上关节突上，稍压低套筒后插入 7.5mm 环锯切割上关节突腹侧骨质以扩大椎间孔（Press-down 扩孔）。此过程中患者诉左下肢放射痛，推测可能涉及出口腰 3 神经根，进一步压低保护套筒及环锯进行扩孔，但下肢疼痛始终存在，遂停止扩孔。推断进针点偏外，决定内移进针点。关闭切口。

➤ 腰 3/4 进针点内移约 10mm，并下移至与腰 3/4 椎间隙相平。1% 利多卡因局麻成功后穿刺进入腰 3/4 椎间隙，由于椎体向左侧旋转，需加大穿刺针与水平面的角度，有落空感后透视侧位确认穿刺针在腰 3/4 椎间隙后缘，透视正位确认穿刺针深度（图 13.2H1，H2）。插入导丝，拔出穿刺针，以导丝为中心作一 6mm 长切口，用长针头沿导丝进入作深部软组织及上关节突麻醉。顺着导丝逐级扩张软组织，置入导棒后抽出导丝，稍作敲击导棒使其进入腰 3/4 椎间孔，顺着导棒置入 8.8mm 大号环锯保护套筒并将其斜面锚于上关节突上，稍压低套筒后插入 7.5mm 环锯切割上关节突腹侧骨质以扩大椎间孔（Press-down 扩孔）。阻力消失后透视正位确认环锯顶端超过椎弓根内缘，透视侧位发现环锯前端位于目标椎间隙后方椎管内（图 13.2H3，H4）。

视频
13-2

➤ 拔出环锯，再次放入导棒，稍作敲击，取出保护套筒，顺着导棒置入工作套筒。放入椎间孔镜，镜下摘除左侧神经根下方的髓核，显露左侧腰 4 神经根（图 13.2I）。拔出工作通道，关闭切口。（视频 13-2）

➤ 腰 4/5 椎间隙：腰 4/5 进针点平髂嵴最高点，至正中线的距离与腰 3/4 相似。

1% 利多卡因局麻成功后穿刺进入腰 4/5 椎间隙，由于椎体向左侧旋转，需加大穿刺针与水平面的角度，有落空感后透视侧位确认穿刺针在腰 4/5 椎间隙后缘，透视正位确认穿刺针深度（图 13.2K1，K2）。插入导丝，拔出穿刺针，以导丝为中心作一 6mm 长切口，用长针头沿导丝进入作深部软组织及上关节突麻醉。顺着导丝逐级扩张软组织，置入导棒后抽出导丝，稍作敲击导棒使其进入腰 4/5 椎间孔，顺着导棒置入 8.8mm 大号环锯保护套筒并将其斜面锚于上关节突上，稍压低套筒后插入 7.5mm 环锯切割上关节突腹侧骨质以扩大椎间孔（Press-down 扩孔）。阻力消失后透视正位确认环锯顶端超过椎弓根内缘，透视侧位发现环锯前端位于目标椎间隙后方椎管内（图 13.2K3，K4）。

➤ 拔出环锯，再次放入导棒，稍作敲击，取出保护套筒，顺着导棒置入工作套筒。放入椎间孔镜，镜下摘除左侧神经根下方的髓核，显露左侧腰 5 神经根（图 13.2L，M）。拔出工作通道，关闭切口。

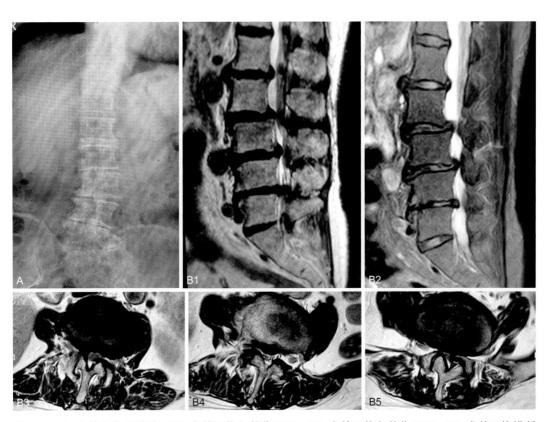

图 13.2　A. 术前正位 X 线片；B1. 术前腰椎矢状位 MRI；B2. 术前腰椎矢状位 MRI；B3. 术前腰椎横断面 MRI（腰 2/3）；B4. 术前腰椎横断面 MRI（腰 3/4）；B5. 术前腰椎横断面 MRI（腰 4/5）

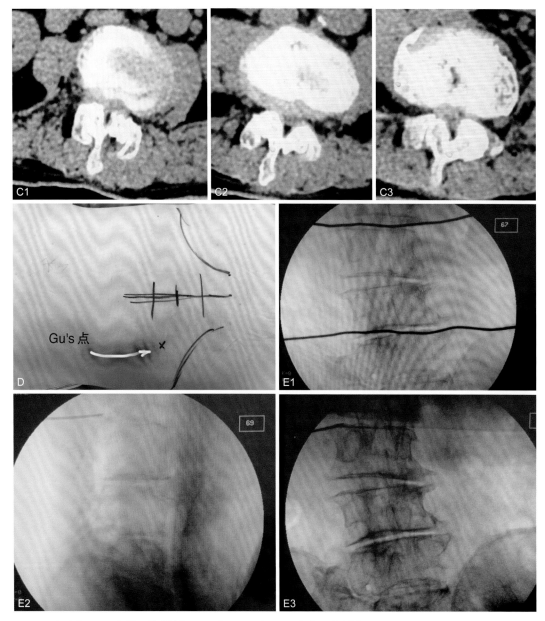

图 13.2（续）　C1. 术前腰椎横断面 CT（腰 2/3）；C2. 术前腰椎横断面 CT（腰 3/4）；C3. 术前腰椎横断面 CT（腰 4/5）；D. 透视定位手术间隙，确定穿刺进针点；E1. 定位手术间隙的正位透视图像；E2. 术中穿刺腰 2/3 侧位透视图像；E3. 术中穿刺腰 2/3 正位透视图像

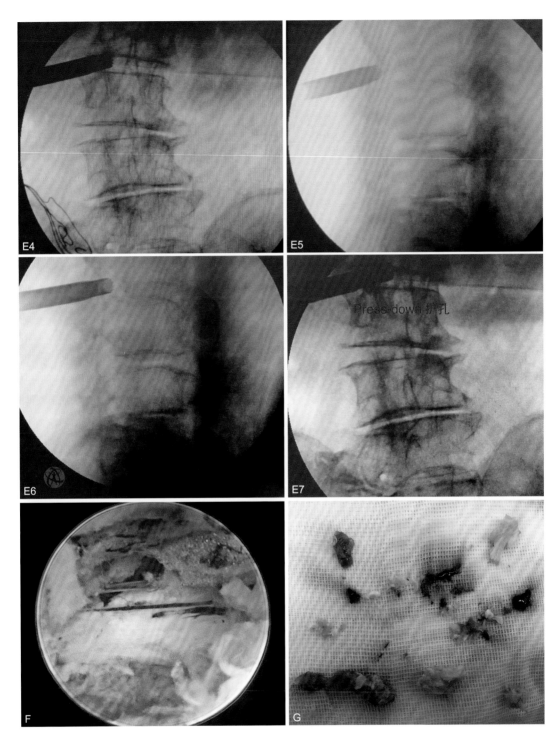

图 13.2（续）　E4. 下压式扩孔后透视正位以确定环锯深度超过椎弓根内缘；E5. 透视侧位显示环锯前端位于目标椎间隙椎管的后方，过于偏背侧；E6. 将套筒前端尽量抵住上关节突并以此为支点立起套筒，插入环锯进行扩孔，阻力消失后透视侧位显示环锯前端位于目标椎间隙后方椎管内；E7. 透视正位确认环锯顶端超过椎弓根内缘；F. 镜下摘除髓核，可见左侧腰 3 神经根；G. 取出的髓核

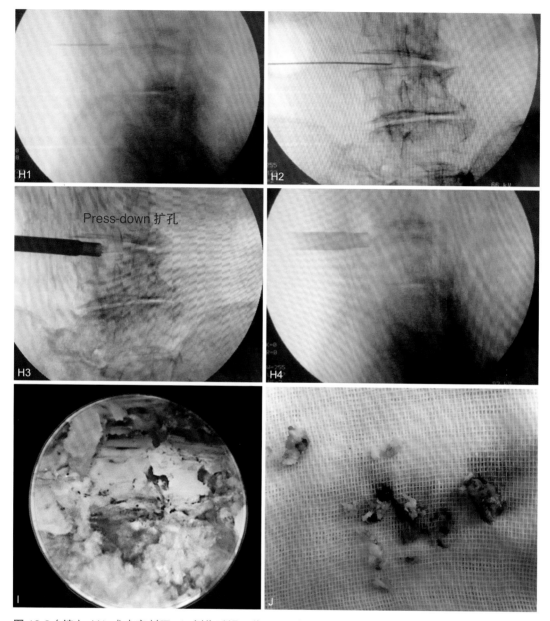

图 13.2（续） H1. 术中穿刺腰 3/4 侧位透视图像；H2. 术中穿刺腰 3/4 正位透视图像；H3. 下压式扩孔后透视正位以确定环锯深度超过椎弓根内缘；H4. 透视侧位显示环锯前端位于目标椎间隙后方椎管内；I. 镜下摘除髓核，可见左侧腰 4 神经根；J. 取出的髓核

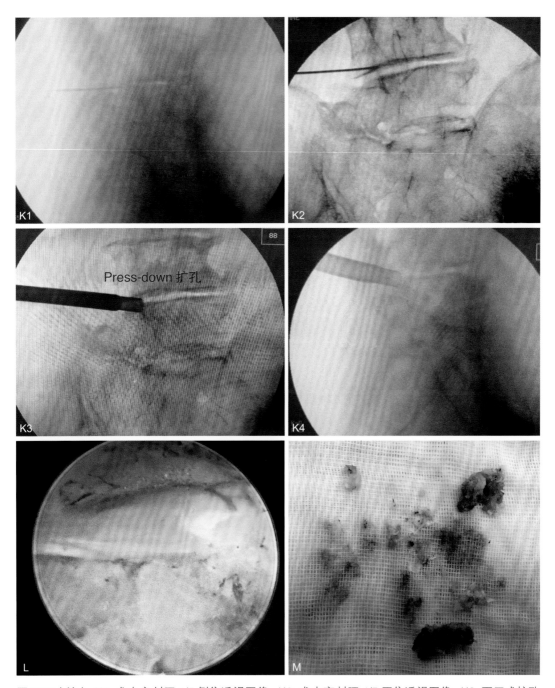

图 13.2（续）　K1. 术中穿刺腰 4/5 侧位透视图像；K2. 术中穿刺腰 4/5 正位透视图像；K3. 下压式扩孔后透视正位以确定环锯深度超过椎弓根内缘；K4. 透视侧位显示环锯前端位于目标椎间隙后方椎管内；L. 镜下摘除髓核，可见左侧腰 5 神经根；M. 取出的髓核

第 14 章
PTES 椎间孔镜技术治疗
伴钙化的腰椎间盘突出症

伴钙化的腰椎间盘突出症，过去一般被列为椎间孔镜手术的禁忌证。有时开放手术都无法将钙化组织摘除，更别说通过内镜来解决。那些具有下肢根性痛的典型症状而且又拒绝开放手术的腰椎间盘突出症伴钙化患者，若经保守治疗无效，我们对其予以椎间孔镜技术治疗，长期随访结果表明术后效果满意。可见，伴钙化的腰椎间盘突出症并不是椎间孔镜的绝对禁忌证，技术熟练的脊柱外科医生可以尝试采用椎间孔镜予以治疗。治疗伴钙化的腰椎间盘突出症，PTES 椎间孔镜技术中有如下特殊技巧：

1. 扩大椎间孔时环锯可压平更深入些，甚至正位透视影像上环锯尖端可以超过椎弓根内缘与棘突连线的中点，以期直接锯除神经根下方的钙化组织。

2. 还可在镜下使用环锯或磨钻等设备直视磨除钙化组织。

14.1 腰 4/5 椎间盘突出症伴钙化

- 24 岁男性患者。
- 主诉：腰痛 2 余年，加重伴左下肢疼痛、麻木半年。
- 查体：腰 4/5 椎间隙有压痛，左下肢直腿抬高试验 50°（＋），加强试验 40°（＋），左小腿外侧、足背感觉减退。
- 腰椎 MRI、CT：腰 4/5 椎间盘突出，偏左侧，有明显钙化，压迫神经根及硬膜囊（图 14.1A，B，C，D）。
- 诊断：腰 4/5 椎间盘突出症伴钙化（腰椎椎体后缘骨骺离断症合并腰椎间盘突出症）。
- 术前计划：患者主要表现为腰 5 神经根症状，患者较为年轻，拒绝开放手术，保守治疗效果不佳，计划椎间孔镜下处理腰 4/5 椎间隙，为腰 5 神经根减压，尽量摘除突出的钙化组织。

- 手术过程
  - 患者俯卧位，背部保持水平。透视正位定出手术间隙腰 4/5，通过该水平线与正中线交点的垂线即为穿刺瞄准点，穿刺进针点（Gu's 点）位于平坦背部转向侧面的拐角处，略头端于腰 4/5 水平线（图 14.1E，F）。
  - 1% 利多卡因局麻成功后穿刺进入椎间隙，有落空感后透视侧位确认穿刺针在腰 4/5 椎间隙，透视正位确认穿刺针深度（图 14.1G，H）。
  - 插入导丝，拔出穿刺针，以导丝为中心作一 6mm 长切口，用长针头沿导丝进入作深部软组织及上关节突麻醉。
  - 顺着导丝逐级扩张软组织，置入导棒后抽出导丝，稍作敲击导棒使其进入腰 4/5 椎间孔，顺着导棒置入 8.8mm 大号环锯保护套筒并将其斜面锚于上关节突上，稍压低套筒后插入 7.5mm 环锯切割上关节突腹侧骨质以扩大椎间孔（Press-down 扩孔），透视正位发现环锯在椎间孔内位置偏头端（图 14.1I）；取出环锯，将导棒插入保护套筒，取出套筒后将导棒向尾端移动约 3mm，再次透视正位确认导棒顶端正对腰 4/5 椎间隙（图 14.1J）；再次置入保护套筒及环锯进行扩孔，有落空感后，透视正位确认环锯前端超过椎弓根内缘（图 14.1K），稍压低套筒后继续向前扩孔以直接锯至钙化组织，透视正位确认环锯前端超过椎弓根内缘与棘突连线的中点（图 14.1L），透视侧位显示环锯前端位于目标椎间隙后方椎管内（图 14.1M）。
  - 拔出环锯，再次放入导棒，稍作敲击，取出保护套筒，顺着导棒置入工作套筒。
  - 放入椎间孔镜，镜下摘除左侧腰 5 神经根下方的髓核及钙化组织，再次探查见左侧腰 5 神经根充血、水肿、已松弛（图 14.1N，O，P，Q）。
  - 询问患者症状明显缓解，决定结束手术，拔出工作通道，关闭切口。
- 术后复查 CT 示左侧突出的钙化组织已摘除（图 14.1R）。

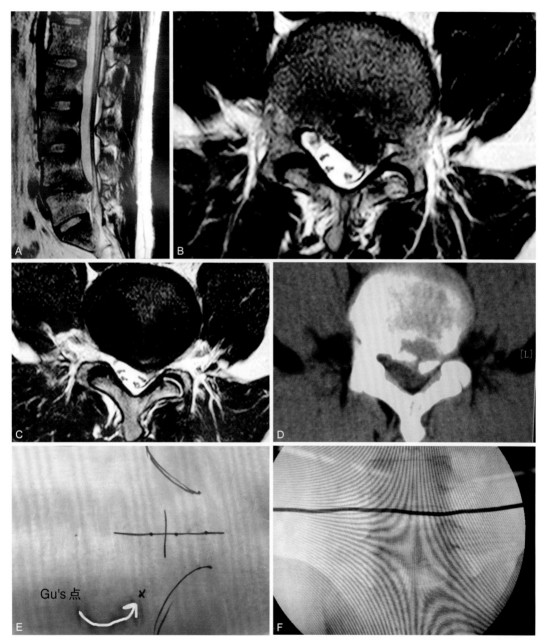

图 14.1　A. 术前腰椎矢状位 MRI；B. 术前腰椎横断面 MRI；C. 术前腰椎横断面 MRI；D. 术前腰椎横断面 CT；E. 透视定位手术间隙腰 4/5，确定穿刺进针点；F. 定位手术间隙的正位透视图像

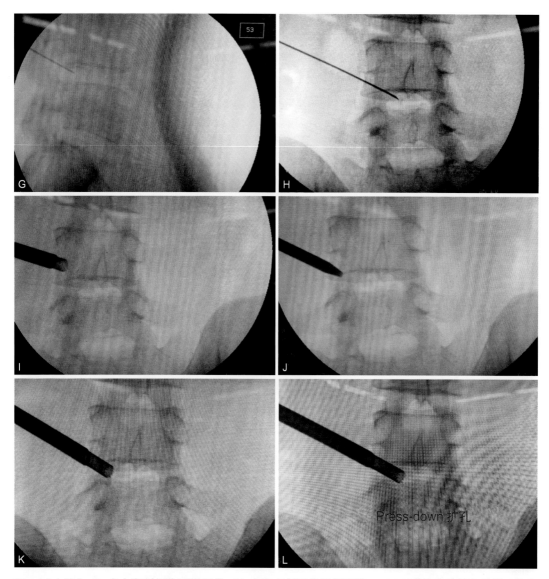

图 14.1（续） G. 术中穿刺侧位透视图像；H. 术中穿刺正位透视图像；I. 下压式扩孔过程中透视正位发现环锯在椎间孔内位置偏头端；J. 借助导棒向尾端调整位置；K. 向尾端调整后继续下压式扩孔并透视正位以确定环锯深度超过椎弓根内缘；L. 稍压低套筒后继续向前扩孔，透视正位确认环锯前端超过椎弓根内缘与棘突连线的中点

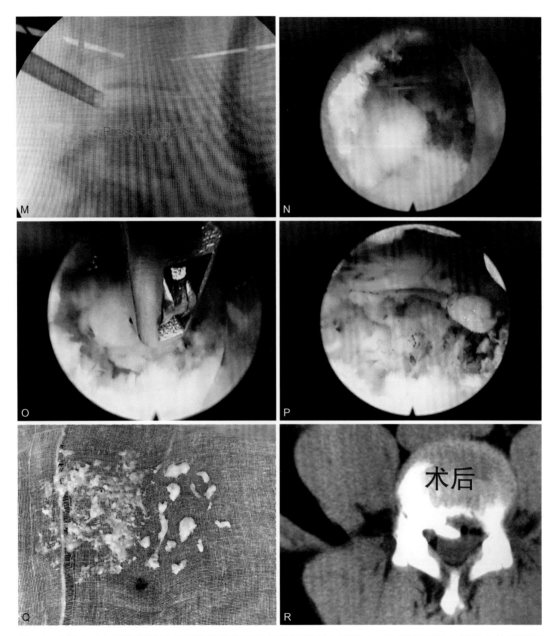

图 14.1（续） M. 透视侧位显示环锯前端位于目标椎间隙后方椎管内；N. 镜下可见左侧腰 5 神经根下方突出的髓核和钙化组织；O. 镜下摘除髓核及钙化组织；P. 再次探查见左侧腰 5 神经根充血、水肿、已松弛；Q. 取出的髓核及钙化组织；R. 术后复查 CT 显示左侧突出的钙化组织已摘除

14.2 腰 5/ 骶 1 椎间盘突出症伴钙化

- 46 岁女性患者。

- 主诉：腰痛伴左下肢放射痛 2 个月，加重 10 余天。

- 查体：左下肢直腿抬高试验 60°（ + ），双下肢感觉基本正常。

- 腰椎 CT：腰 5/ 骶 1 椎间盘突出，偏左侧，有明显钙化，压迫神经根（图 14.2A，B ）。

- 诊断：腰 5/ 骶 1 椎间盘突出症伴钙化。

- 术前计划：患者主要表现为骶 1 神经根症状，拒绝开放手术，保守治疗效果不佳，计划椎间孔镜下处理腰 5/ 骶 1 椎间隙，为骶 1 神经根减压，尽量摘除突出的钙化组织。

- 手术过程

  - 患者俯卧位，背部保持水平。透视正位定出手术间隙腰 5/ 骶 1，通过该水平线与正中线交点的垂线即为穿刺瞄准点，穿刺进针点（Gu's 点）位于平坦背部转向侧面的拐角处，髂嵴上缘（图 14.2C，D ）。

  - 1% 利多卡因局麻成功后穿刺进入椎间隙，有落空感后透视侧位确认穿刺针在腰 5/ 骶 1 间隙，透视正位确认穿刺针深度（图 14.2E，F ）。

  - 插入导丝，拔出穿刺针，以导丝为中心作一 6mm 长切口，用长针头沿导丝进入作深部软组织及上关节突麻醉。

  - 顺着导丝逐级扩张软组织，置入导棒后抽出导丝，稍作敲击导棒使其进入腰 5/ 骶 1 椎间孔，顺着导棒置入 8.8mm 大号环锯保护套筒并将其斜面锚于上关节突上，稍压低套筒后插入 7.5mm 环锯切割上关节突腹侧骨质以扩大椎间孔（Press-down 扩孔），有落空感后，透视正位确认环锯前端超过椎弓根内缘（图 14.2G ），透视侧位显示环锯前端位于目标椎间隙后方椎管内（图 14.2H ）。

  - 拔出环锯，再次放入导棒，稍作敲击，取出保护套筒，顺着导棒置入工作套筒。

  - 放入椎间孔镜，镜下摘除左侧骶 1 神经根下方的髓核，锯除钙化组织，再次探查见左侧骶 1 神经根充血、水肿、已松弛（图 14.2I，J，K ）。

  - 询问患者症状明显缓解，决定结束手术，拔出工作通道，关闭切口。

- 术后复查 CT 示左侧突出的钙化组织已摘除（图 14.2L ）。

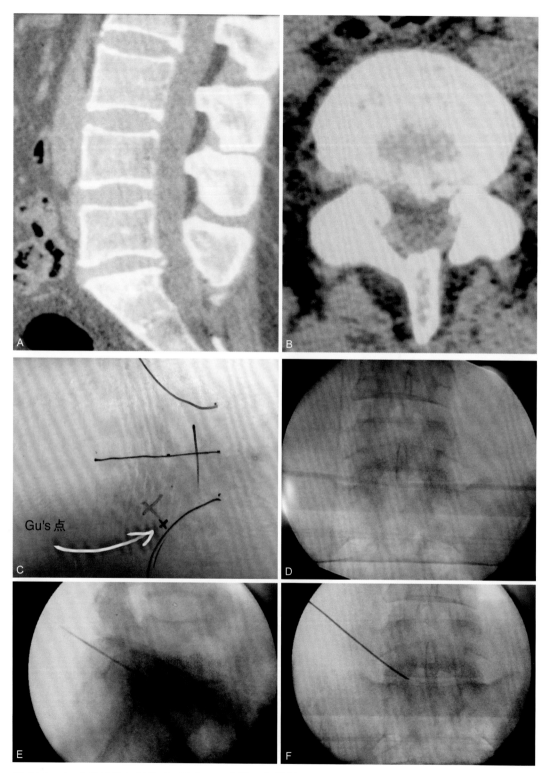

图 14.2 A. 术前腰椎矢状位 CT 重建；B. 术前腰椎横断面 CT；C. 透视定位手术间隙腰 5/ 骶 1，确定穿刺进针点；D. 定位手术间隙的正位透视图像；E. 术中穿刺侧位透视图像；F. 术中穿刺正位透视图像

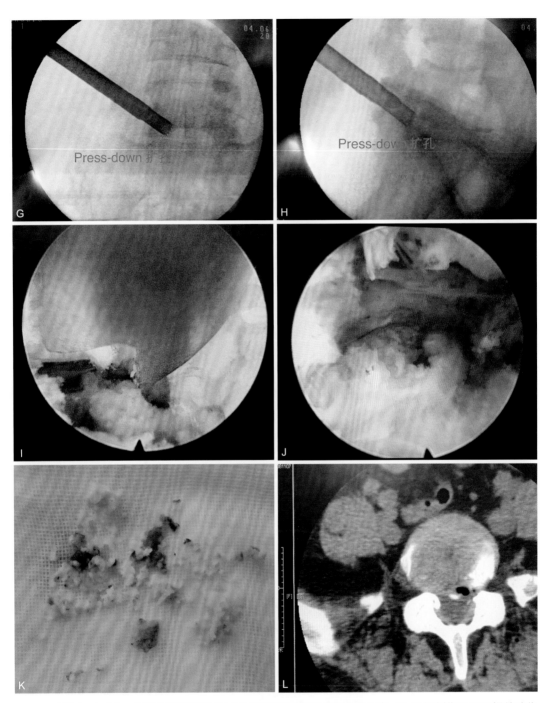

图 14.2（续） G. 下压式扩孔后透视正位以确定环锯深度超过椎弓根内缘；H. 透视侧位显示环锯前端位于目标椎间隙后方椎管内；I. 使用镜下环锯直接锯除左侧骶 1 神经根下方突出的钙化组织；J. 再次探查见左侧骶 1 神经根充血、水肿，已松弛；K. 取出的髓核及钙化组织；L. 术后复查 CT 显示左侧突出的钙化组织已摘除

第15章
PTES 椎间孔镜技术治疗伴漂移的腰椎间盘突出症

　　腰椎间盘突出可以分为膨隆、突出、脱出、游离、漂移。膨隆的影像学表现为椎间盘突出较轻，突出一般指髓核和纤维环一起向后突出，脱出为髓核经纤维环的破裂口疝出，游离是整块髓核从纤维环破裂口完全脱出游离于椎间盘外，而漂移则指游离的髓核向相应椎间盘的头端或尾端大范围移动，向尾端漂移又称为脱垂。根据漂移的程度可分级为轻度、重度、超重度，以椎弓根上下缘为界可分为椎弓根上区、椎弓根区及椎弓根下区，头端漂移不超过上位椎体椎弓根下区的中线为轻度，超过中线即为重度，超过椎弓根下缘为超重度，尾端漂移（脱垂）不超过下位椎体椎弓根上缘为轻度，超过上缘为重度，超过椎弓根下缘即为超重度 [31-34]（图 15.0）。使用 PTES 技术治疗伴漂移的腰椎间盘突出症，扩大椎间孔时，环锯方向瞄准上位椎体的下终板（头端漂移）或下位椎体的上终板（脱垂），这样可以兼顾椎间隙和漂移的髓核，术中根据情况向头端或尾端继续扩孔。我们采用该方法治疗过一系列伴漂移的椎间盘突出症，疗效满意，无须从尾侧或对侧进一步手术。

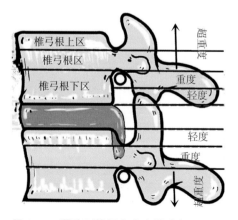

图 15.0　漂移型椎间盘突出的分级

15.1 腰 4/5 椎间盘突出症伴重度脱垂

- 48 岁女性患者。

- 主诉：腰痛伴左下肢放射痛 20 年。

- 查体：左下肢直腿抬高试验 40°（＋），加强试验（＋），双下肢感觉基本正常。

- 腰椎 MRI、CT：腰 4/5 椎间盘巨大突出，游离并向下脱垂至腰 5 椎体后方，偏左侧，压迫神经根，腰 5/骶 1 椎间盘也有突出，并伴有钙化（图 15.1A，B，C，D，E，F，G，H）。

- 诊断：腰 4/5 椎间盘突出症伴脱垂，腰 5/ 骶 1 椎间盘突出伴钙化。

- 术前计划：患者主要表现为腰 5 神经根症状，保守治疗效果不佳，计划椎间孔镜下处理腰 4/5 椎间隙，摘除脱垂的巨大髓核，为腰 5 神经根减压，根据患者症状缓解情况，决定是否处理腰 5/ 骶 1 椎间隙。

- 手术过程

  ➤ 患者俯卧位，背部保持水平。透视正位定出腰 4/5、腰 5/ 骶 1 椎间隙，通过该水平线与正中线交点的垂线即为穿刺瞄准点，穿刺进针点（Gu's 点）位于平坦背部转向侧面的拐角处，稍头端于间隙标记线（图 15.1I，J）。

  ➤ 1% 利多卡因局麻成功后穿刺进入椎间隙，有落空感后透视侧位确认穿刺针在腰 4/5 椎间隙，透视正位确认穿刺针深度（图 15.1K，L）。

  ➤ 插入导丝，拔出穿刺针，以导丝为中心作一 6mm 长切口，用长针头沿导丝进入作深部软组织及上关节突麻醉。

  ➤ 顺着导丝逐级扩张软组织，置入导棒后抽出导丝，稍作敲击导棒使其进入腰 4/5 椎间孔，顺着导棒置入 8.8mm 大号环锯保护套筒并将其斜面锚于上关节突上，稍压低套筒后插入 7.5mm 环锯切割上关节突腹侧骨质以扩大椎间孔（Press-down 扩孔），透视正位发现环锯正对腰 4/5 椎间隙（图 15.1M），调整扩孔方向使环锯正对腰 5 上终板（图 15.1N），继续扩孔至有落空感，透视正位确认环锯前端超过椎弓根内缘（图 15.1O），透视侧位显示环锯前端正对腰 5 上终板后方椎管内（图 15.1P）。

  ➤ 拔出环锯，再次放入导棒，稍作敲击，取出保护套筒，顺着导棒置入工作套筒。

  ➤ 放入椎间孔镜，镜下先探查并摘除正对腰 4/5 椎间隙的突出髓核，然后向尾端探查脱垂至腰 5 椎体后方的髓核，摘除的巨大游离髓核与 MRI 上的相

近，再次探查见左侧腰 5 神经根充血、水肿、已松弛（图 15.1Q，R）。（视频 15-1-1 ~ 15-1-4 ）

➤ 询问患者症状明显缓解，决定结束手术，拔出工作通道，关闭切口。

■ 术后复查 MRI 示脱垂的巨大髓核已摘除（图 15.1S，T，U）。

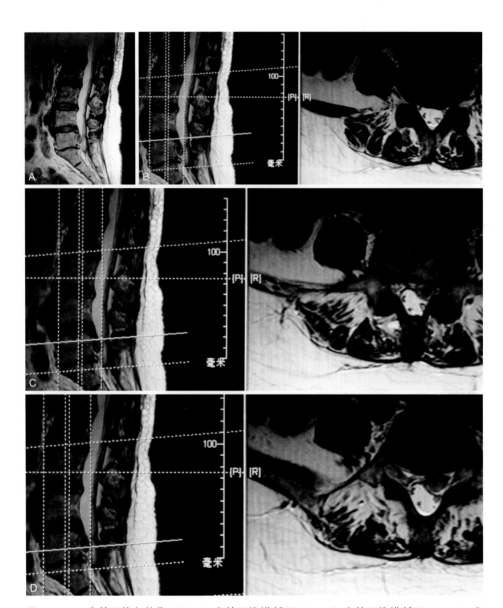

图 15.1　A. 术前腰椎矢状位 MRI；B. 术前腰椎横断面 MRI；C. 术前腰椎横断面 MRI；D. 术前腰椎横断面 MRI

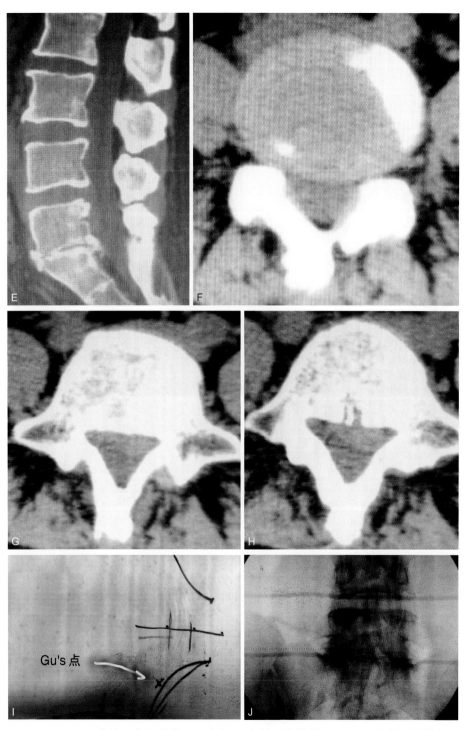

图 15.1（续） E. 术前腰椎矢状位 CT 重建；F. 术前腰椎横断面 CT；G. 术前腰椎横断面 CT；H. 术前腰椎横断面 CT；I. 透视定位手术间隙腰 4/5，确定穿刺进针点；J. 定位手术间隙的正位透视图像

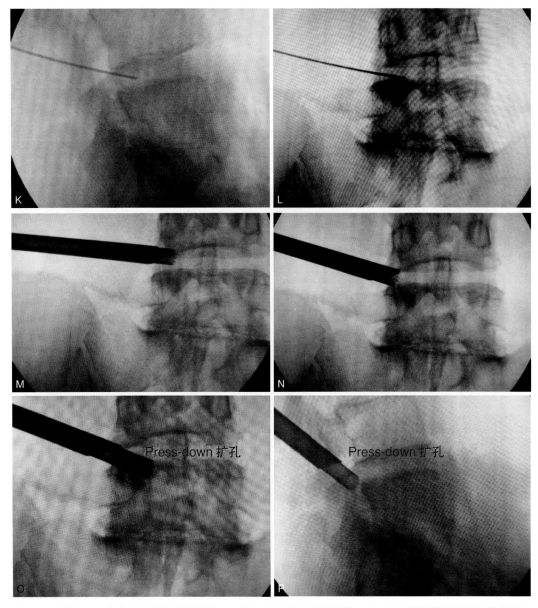

图 15.1（续） K. 术中穿刺侧位透视图像；L. 术中穿刺正位透视图像；M. 下压式扩孔后透视正位发现环锯正对腰 4/5 椎间隙；N. 向尾端调整扩孔方向使环锯正对腰 5 上终板；O. 扩孔有落空感后 C 臂机透视正位确认环锯深度超过椎弓根内缘；P. 透视侧位显示环锯前端正对腰 5 上终板后方椎管内

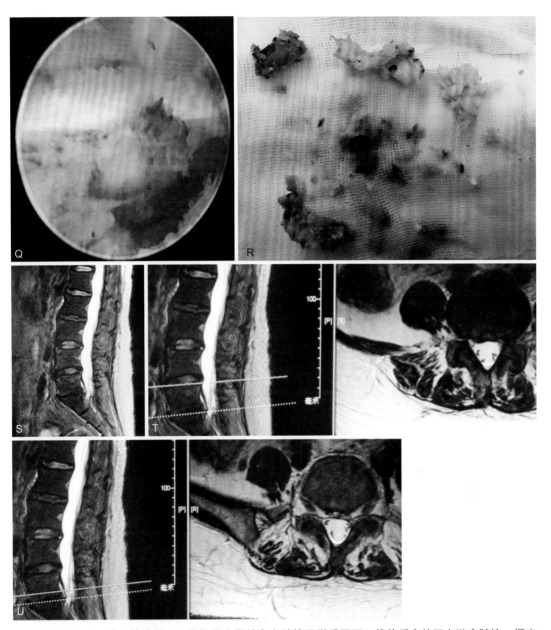

图 15.1（续） Q. 镜下摘除腰 4/5 椎间隙水平的突出髓核及脱垂于腰 5 椎体后方的巨大游离髓核，探查见左侧腰 5 神经根充血、水肿、已松弛；R 扩孔时锯下的上关节突部分骨质及取出的巨大髓核；S. 术后复查 MRI，矢状位图像显示脱垂的巨大髓核已摘除；T. 术后复查的横断面 MRI；U. 术后复查的横断面 MRI

15.2 腰 4/5 椎间盘突出症伴超重度脱垂

- 74 岁女性患者。
- 主诉：左臀部及左下肢疼痛、麻木 20 余天，加重 10 天。
- 查体：腰部活动稍受限，左蹈背伸肌力减弱，左小腿外侧及足背感觉减退，左下肢直腿抬高试验 45° （ + ），加强试验（ + ）。
- 腰椎 MRI、CT：腰 4/5 椎间盘巨大突出，游离并向下漂移至腰 5 椎体后方，最远端超过腰 5 椎弓根下缘，偏左侧，压迫神经根（图 15.2A，B，C，D ）。
- 诊断：腰 4/5 椎间盘突出症伴超重度漂移。
- 术前计划：患者主要表现为 L5 神经根症状，保守治疗效果不佳，严重影响生活质量，计划椎间孔镜下处理腰 4/5 椎间隙，摘除脱垂的巨大髓核，为腰 5 神经根减压。如果未取出脱垂髓核，计划腰 5/ 骶 1 椎间孔进入从尾端尝试。
- 手术过程
  - 患者俯卧位，背部保持水平。透视正位定出腰 4/5、腰 5/ 骶 1 椎间隙，通过该水平线与正中线交点的垂线即为穿刺瞄准点，穿刺进针点（ Gu's 点）位于平坦背部转向侧面的拐角处，腰 4/5 的穿刺点稍头端于间隙标记线，腰 5/ 骶 1 的进针点紧贴髂嵴上缘（图 15.2E，F ）。
  - 1% 利多卡因局麻成功后瞄准腰 4/5 椎间隙标记线与正中线交点的垂线穿刺，透视侧位发现穿刺针在腰 4/5 椎间隙，透视正位确认穿刺针深度（图 15.2G，H ）。
  - 插入导丝，拔出穿刺针，以导丝为中心作一 6mm 长切口，用长针头沿导丝进入作深部软组织及上关节突麻醉。
  - 顺着导丝逐级扩张软组织，置入导棒后抽出导丝，稍作敲击导棒使其进入腰 4/5 椎间孔，顺着导棒置入 8.8mm 大号环锯保护套筒并将其斜面锚于上关节突上，由于穿刺针正侧位显示其倾斜角度较陡，需压低套筒，有意识地指向腰 5 上终板，插入 7.5mm 环锯切割上关节突腹侧骨质以扩大椎间孔（ Press-down 扩孔），透视看一下环锯的方向较为满意（图 15.2I ），继续扩孔，有落空感后透视正位显示环锯正对腰 4/5 椎间隙下缘腰 5 上终板、环锯前端超过椎弓根内缘（图 15.2J ），透视侧位确认环锯前端到达腰 5 上终板后方椎管内（图 15.2K ）。
  - 拔出环锯，再次放入导棒，稍作敲击，取出保护套筒，顺着导棒置入工作套筒。

> 放入椎间孔镜，镜下摘除腰 4/5 椎间隙和脱垂于腰 5 椎体后方的髓核（图 15.2L），发现腰 5 上关节突及椎弓根有阻挡，大部分脱垂髓核难以摘除（图 15.2M）。导棒引导下放入保护套筒，压低并向尾端倾斜，插入环锯以进一步锯除腰 5 上关节突腹侧骨质及椎弓根上缘（图 15.2N，O）。再次置入内镜发现脱垂的巨大游离髓核（图 15.2P），摘除后可见左侧腰 5 神经根充血、水肿、已松弛（图 15.2Q，R），摘除髓核的量与 MRI 上的相近（图 15.2S）。

> 询问患者症状明显缓解，决定结束该节段手术，拔出工作通道，关闭切口。

■ 术后 MRI 示突出的髓核已摘除（图 15.2T，U，V）。

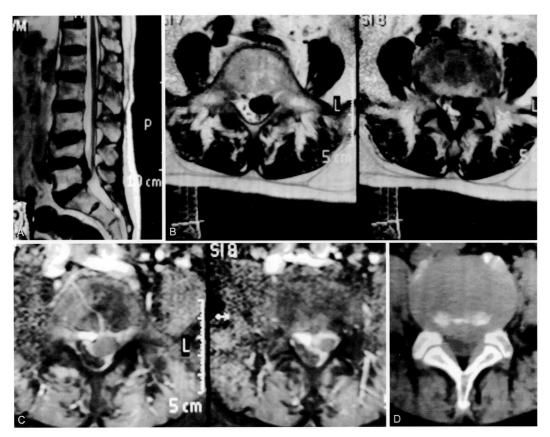

图 15.2　A. 术前腰椎矢状位 MRI；B. 术前腰椎横断面 MRI（腰 5 椎体）；C. 术前腰椎横断面增强 MRI（腰 5 椎体）；D. 术前腰椎横断面 CT（腰 4/5）

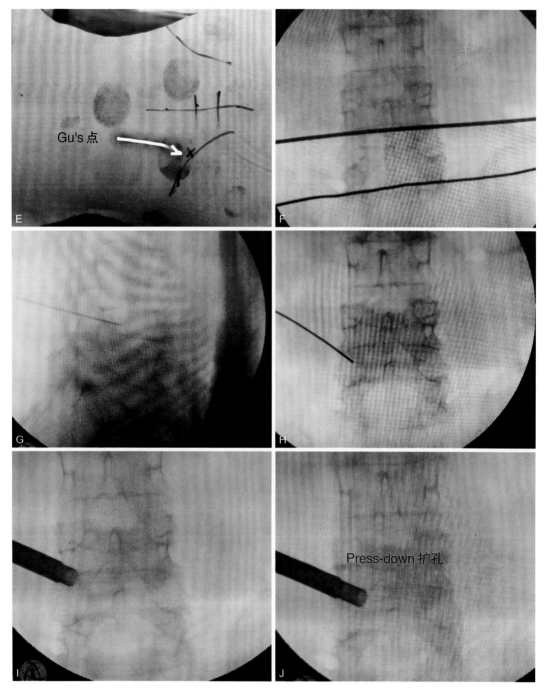

图 15.2（续） E.透视定位手术间隙腰 4/5、腰 5/ 骶 1，确定穿刺进针点；F.定位手术间隙的正位透视图像；G.术中穿刺侧位透视图像（腰 4/5）；H.术中穿刺正位透视图像；I.下压式扩孔透视正位确认环锯方向正对腰 5 上终板；J.有落空感后透视正位确认环锯深度超过椎弓根内缘

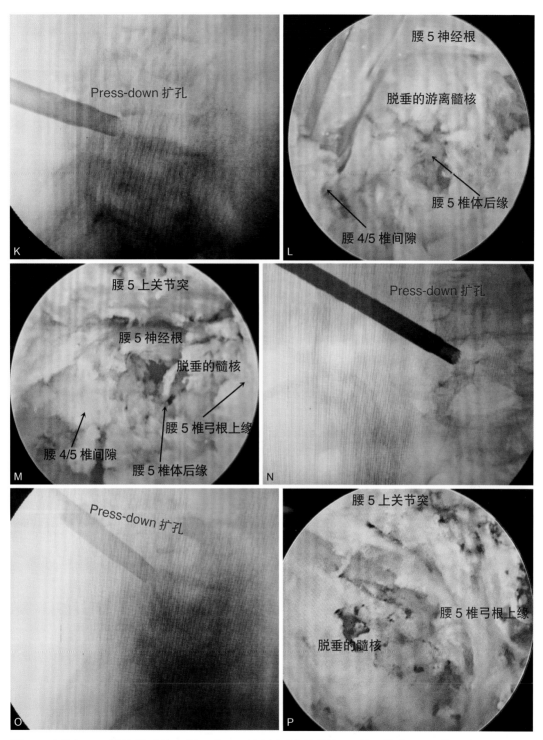

图 15.2（续）　K.透视侧位确认环锯正对腰 5 上终板后方的椎管；L.镜下摘除腰 4/5 椎间隙水平及垂脱至腰 5 椎体后方的髓核；M.镜下发现腰 5 上关节突及椎弓根有阻挡，大部分脱垂髓核难以摘除；N.向背侧及尾端进一步扩孔后透视正位确认环锯指向腰 5 椎体、深度超过椎弓根内缘；O.透视侧位确认环锯到达腰 5 椎体后方椎管内；P.进一步扩孔后镜下可见巨大的脱垂髓核

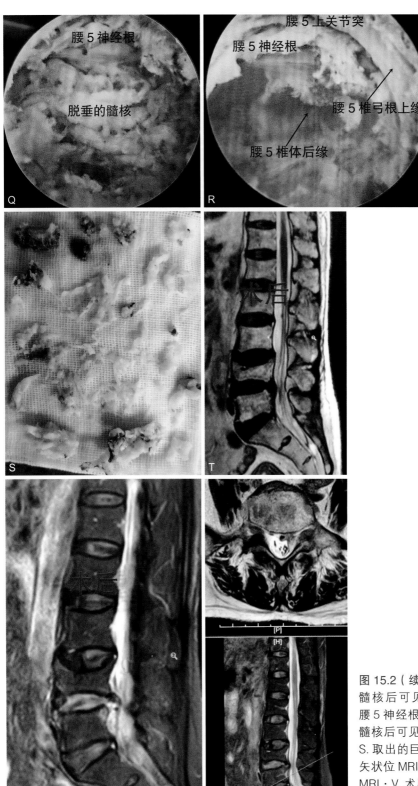

图 15.2（续） Q.摘除部分脱垂髓核后可见充血、水肿的左侧腰 5 神经根；R.摘除残余的脱垂髓核后可见腰 5 神经根已松弛；S.取出的巨大髓核；T.术后腰椎矢状位 MRI；U.术后腰椎矢状位 MRI；V.术后腰椎横断面 MRI（腰 5 椎体）

15.3 腰 4/5 椎间盘突出症伴超重度头端漂移

- 48 岁女性患者。

- 主诉：腰痛伴右下肢疼痛半年，加重半个月。

- 查体：右下肢直腿抬高试验 50°（ + ），加强试验（ + ），右足背伸、踇背伸肌力有所下降。

- 腰椎 MRI、CT：腰 4/5 椎间盘巨大突出，游离并向上漂移至腰 4 椎体后方，偏右侧，压迫神经根（图 15.3A，B，C）。

- 诊断：腰 4/5 椎间盘突出症伴超重度头端漂移。

- 术前计划：患者主要表现为腰 5 神经根症状，保守治疗效果不佳，计划椎间孔镜下处理腰 4/5 椎间隙，摘除漂移的巨大髓核，为腰 5 神经根减压。

- 手术过程

  ➢ 患者俯卧位，背部保持水平。透视正位定出腰 4/5 椎间隙，通过该水平线与正中线交点的垂线即为穿刺瞄准点，穿刺进针点（Gu's 点）位于平坦背部转向侧面的拐角处，穿刺点稍尾端于腰 4/5 椎间隙标记线（图 15.3D，E）。

  ➢ 1% 利多卡因局麻成功后瞄准腰 4/5 椎间隙标记线与正中线交点的垂线穿刺，透视侧位发现穿刺针在腰 4/5 椎间隙，透视正位确认穿刺针深度（图 15.3F，G）。

  ➢ 插入导丝，拔出穿刺针，以导丝为中心作一 6mm 长切口，用长针头沿导丝进入作深部软组织及上关节突麻醉。

  ➢ 顺着导丝逐级扩张软组织，置入导棒后抽出导丝，稍作敲击导棒使其进入腰 4/5 椎间孔，顺着导棒置入 8.8mm 大号环锯保护套筒并将其斜面锚于上关节突上，由于穿刺针正侧位显示其倾斜角度稍陡，稍压低套筒，有意识地指向腰 4 下终板，插入 7.5mm 环锯切割上关节突腹侧骨质以扩大椎间孔（Press-down 扩孔），有落空感后透视正位发现环锯正对腰 4/5 椎间隙上缘腰 4 下终板、环锯前端超过椎弓根内缘，透视侧位确认环锯前端已到达腰 4 下终板后方椎管（图 15.3H，I）。

  ➢ 拔出环锯，再次放入导棒，稍作敲击，取出保护套筒，顺着导棒置入工作套筒。

  ➢ 放入椎间孔镜，镜下可见漂移至腰 4 椎体后方的髓核及出口腰 4 神经根，摘除巨大游离髓核，摘除髓核的量与 MRI 上的相近，探查并摘除正对腰 4/5 椎间隙的突出髓核，可见右侧腰 5 神经根充血、水肿、已松弛（图 15.3J，K，L）。

> 询问患者症状明显缓解，决定结束手术，拔出工作通道，关闭切口。

■ 术后 MRI 示突出的髓核已摘除（图 15.3M，N）。

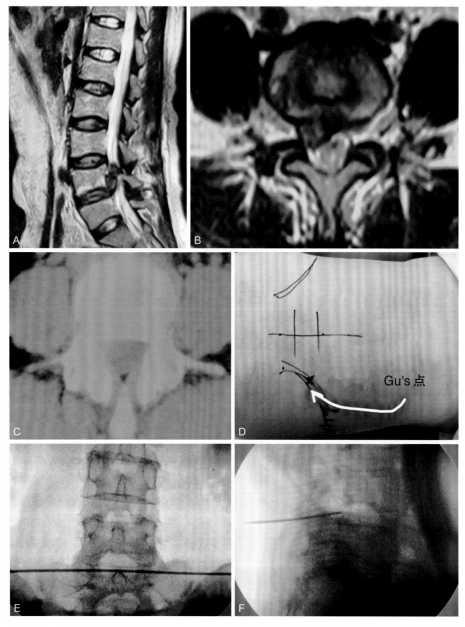

图 15.3　A. 术前腰椎矢状位 MRI；B. 术前腰椎横断面 MRI（腰 4/5）；C. 术前腰椎横断面 CT（腰 4/5）；D. 透视定位手术间隙腰 4/5，确定穿刺进针点；E. 定位手术间隙的正位透视图像；F. 术中穿刺侧位透视图像

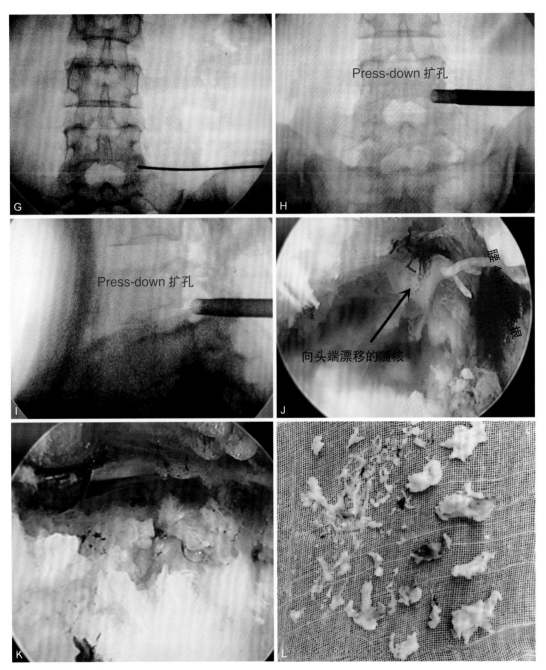

图 15.3（续）　G. 术中穿刺正位透视图像；H. 下压式扩孔后透视正位发现环锯正对腰 4 下终板、深度超过椎弓根内缘；I. 透视侧位确认环锯前端正对腰 4 下终板后方椎管；J. 镜下见向头端漂移至腰 4 椎体后方的巨大游离髓核及出口腰 4 神经根；K. 摘除腰 4/5 椎间隙水平的突出髓核，探查见右侧腰 5 神经根充血、水肿，已松弛；L. 取出的巨大髓核

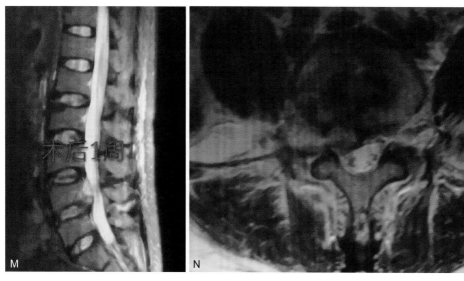

图 15.3（续） M. 术后腰椎矢状位 MRI；N. 术后腰椎横断面 MRI（腰 4/5）

15.4 腰 5/ 骶 1 椎间盘突出症术后复发伴重度头端漂移，腰 4/5 椎间盘突出症术后复发

- 60 岁女性患者。

- 主诉：腰椎椎板开窗术后 21 年，腰痛 5 年，右下肢麻痛 1 周。

- 查体：右下肢直腿抬高试验 50°（＋），加强试验（＋），双下肢感觉基本正常。

- 腰椎 MRI、CT：腰 5/ 骶 1 椎间盘巨大突出，游离并向上漂移至腰 5 椎体后方，偏右侧，压迫神经根，腰 4/5 椎间盘也有突出，腰 4/5、腰 5/ 骶 1 椎间隙见左侧椎板部分缺如（图 15.4A，B，C，D）。

- 诊断：腰 5/ 骶 1 椎间盘突出症术后复发伴重度头端漂移，腰 4/5 椎间盘突出症术后复发。

- 术前计划：患者主要表现为骶 1、腰 5 神经根症状，保守治疗效果不佳，计划椎间孔镜下处理腰 5/ 骶 1、腰 4/5 两个椎间隙，摘除漂移的巨大髓核，为骶 1、腰 5 神经根减压。

- 手术过程

  ➤ 患者俯卧位，背部保持水平。透视正位定出腰 5/ 骶 1、腰 4/5 椎间隙，通过该水平线与正中线交点的垂线即为穿刺瞄准点，穿刺进针点（Gu's 点）位于平坦背部转向侧面的拐角处，紧贴髂嵴上缘，计划一个切口做两个间隙（图 15.4E，F）。

➤ 1% 利多卡因局麻成功后瞄准腰 5/ 骶 1 椎间隙标记线与正中线交点的垂线穿刺，透视侧位发现穿刺针在腰 5/ 骶 1 椎间隙，透视正位确认穿刺针深度（图 15.4G，H）。

➤ 插入导丝，拔出穿刺针，以导丝为中心作一 6mm 长切口，用长针头沿导丝进入作深部软组织及上关节突麻醉。

➤ 顺着导丝逐级扩张软组织，置入导棒后抽出导丝，稍作敲击导棒使其进入腰 5/ 骶 1 椎间孔，顺着导棒置入 8.8mm 大号环锯保护套筒并将其斜面锚于上关节突上，由于穿刺针正侧位显示其倾斜角度稍陡，适度压低套筒，且要有意识地指向腰 5 下终板，插入 7.5mm 环锯切割上关节突腹侧骨质以扩大椎间孔（Press-down 扩孔），透视正位发现环锯方向偏尾端（图 15.4I），将套筒向尾端摆动使其指向头端，再次透视确认方向正确（图 15.4J），继续向前扩孔有落空感后透视正位发现环锯正对腰 5/ 骶 1 椎间隙上缘腰 5 下终板、环锯前端超过椎弓根内缘（图 15.4K），透视侧位确认环锯前端已到达腰 5 下终板后方椎管内（图 15.4L）。

➤ 拔出环锯，再次放入导棒，稍作敲击，取出保护套筒，顺着导棒置入工作套筒。

➤ 放入椎间孔镜，镜下可见向头端漂移至腰 5 椎体后方的髓核及腰 5 出口神经根，摘除巨大游离髓核，与 MRI 上的相近，再探查并摘除正对腰 5/ 骶 1 椎间隙的突出髓核，可见右侧骶 1 神经根表面的瘢痕（图 15.4M，N，O）。（视频 15-4-1、15-4-2）

视频 15-4-1

➤ 询问患者症状明显缓解，右下肢还有牵拉感，决定结束该节段手术，拔出工作通道。

视频 15-4-2

➤ 由同一切口进入，1% 利多卡因局麻成功后瞄准腰 4/5 椎间隙标记线与正中线交点的垂线穿刺，有落空感后透视侧位确认穿刺针在腰 4/5 椎间隙，透视正位确认穿刺针深度（图 15.4P，Q）。

➤ 插入导丝，拔出穿刺针，以导丝为中心作一 6mm 长切口，用长针头沿导丝进入作深部软组织及上关节突麻醉。

➤ 顺着导丝逐级扩张软组织，置入导棒后抽出导丝，稍作敲击导棒使其进入腰 4/5 椎间孔，顺着导棒置入 8.8mm 大号环锯保护套筒并将其斜面锚于上关节突上，由于穿刺针正侧位显示其倾斜角度偏陡，适度压低套筒，插入 7.5mm 环锯切割上关节突腹侧骨质以扩大椎间孔（Press-down 扩孔），有落空感后透视正位确认环锯前端超过椎弓根内缘（图 15.4R），透视侧位确认环锯头端已到达腰 4/5 后方椎管内（图 15.4S）。

> 拔出环锯，再次放入导棒，稍作敲击，取出保护套筒，顺着导棒置入工作套筒。

> 放入椎间孔镜，镜下摘除腰 4/5 椎间隙的突出髓核，探查见右侧腰 5 神经根松弛，表面有瘢痕（图 15.4T，U）。

> 询问患者症状几乎完全缓解，决定结束手术，拔出工作通道，关闭切口。

■ 术后 MRI 示突出的髓核已摘除（图 15.4V，W，X）。

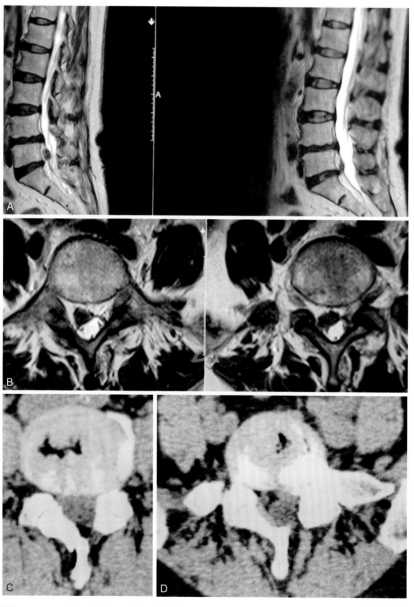

图 15.4　A. 第一次术后腰椎矢状位 MRI；B. 第一次术后腰椎横断面 MRI（腰 5/骶 1、腰 5 椎体）；C. 第一次术后腰椎横断面 CT（腰 4/5）；D. 第一次术后腰椎横断面 CT（腰 5/骶 1）

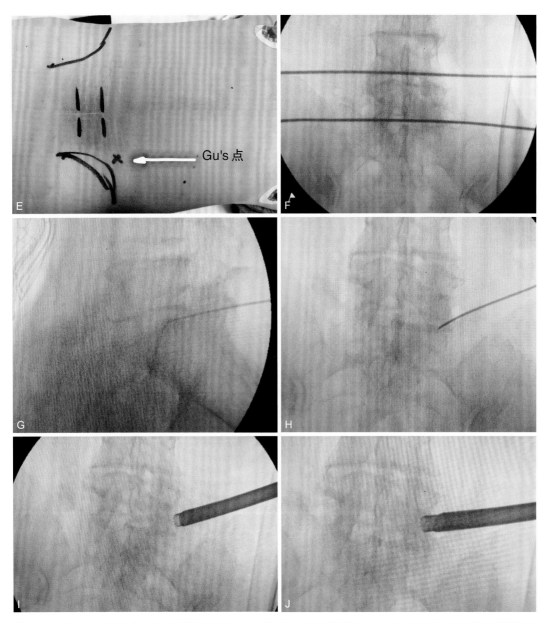

图 15.4（续）　E. 透视定位手术间隙腰 5/ 骶 1、腰 4/5，确定穿刺进针点；F. 定位手术间隙的正位透视图像；G. 术中穿刺侧位透视图像（腰 5/ 骶 1）；H. 术中穿刺正位透视图像；I. 透视正位发现环锯方向偏尾端；J. 将套筒向尾端摆动使其指向头端，再次透视正位确认环锯方向正确

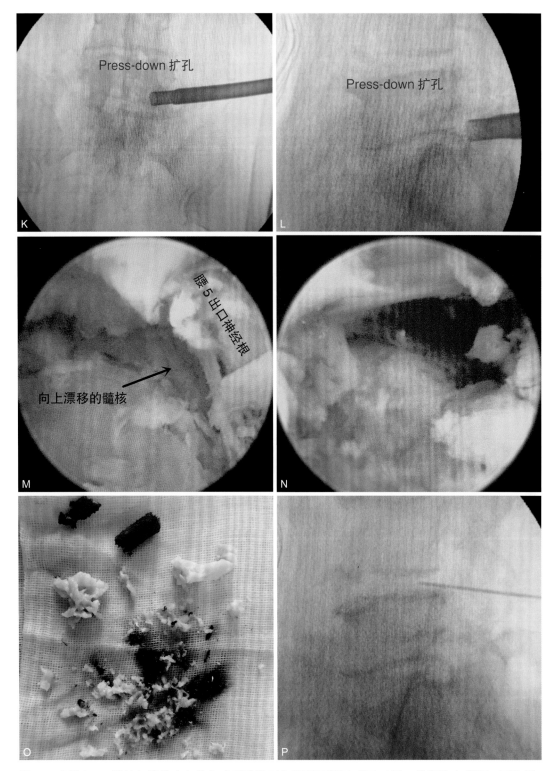

图 15.4（续） K. 继续向前扩孔有落空感后透视正位发现环锯正对腰 5/ 骶 1 椎间隙上缘腰 5 下终板、环锯前端超过椎弓根内缘；L. 透视侧位确认环锯前端已到达腰 5 下终板后方椎管内；M. 镜下见向头端漂移至腰 5 椎体后方的游离髓核及出口腰 5 神经根；N. 镜下见右侧行走骶 1 神经根；O. 取出的巨大髓核；P. 术中穿刺侧位透视图像（腰 4/5）

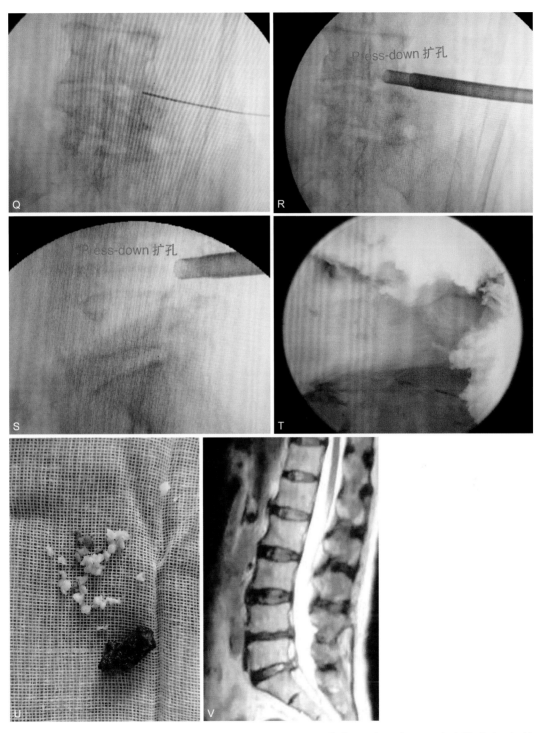

图 15.4（续）　Q. 穿刺正位透视图像；R. 下压式扩孔后透视正位确认环锯深度；S. 透视侧位确认环锯前端已到达腰 4/5 椎间隙后方椎管内；T. 镜下见行走腰 5 神经根表面有瘢痕；U. 摘除的髓核；V. 术后矢状位 MRI

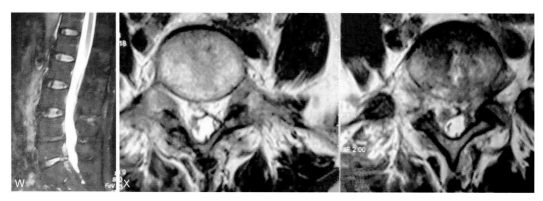

图 15.4（续） W. 术后矢状位 MRI；X. 术后横断面 MRI（腰 5/ 骶 1、腰 5 椎体）

第16章
PTES 椎间孔镜技术治疗伴肥胖的腰椎间盘突出症

一般认为，肥胖患者是椎间孔镜手术的相对禁忌证，因为穿刺路径深，工作通道建立困难。而采用 PTES 椎间孔镜技术治疗肥胖患者时，穿刺进针点（Gu's 点）位于平坦背部转向侧面的拐角处，较传统的 TESS 技术和 YESS 技术的进针点更靠近背部正中线，穿刺路径相对短，建立工作通道相对容易。另外摆体位时我们所用的俯卧位软枕两侧拱形中间凹陷，正好可以容纳肥胖患者的"将军肚"。

16.1 腰 4/5 椎间盘突出症伴肥胖

- 37 岁男性患者，体重 150kg。
- 主诉：右下肢放射痛 2 年，加重 1 个月。
- 查体：右下肢直腿抬高试验 60°（＋），双下肢感觉基本正常。
- 腰椎 MRI 及 CT：腰 4/5 椎间盘巨大突出，有钙化，明显压迫神经（图 16.1A，B，C，D）。
- 诊断：腰 4/5 椎间盘突出症伴肥胖、钙化。
- 术前计划：患者主要表现为腰 5 神经根症状，保守治疗效果不佳，计划椎间孔镜下处理腰 4/5 椎间隙，为腰 5 神经根减压。
- 手术过程
  - ➤ 患者俯卧位，背部保持水平（图 16.1E）。透视正位定出腰 4/5 椎间隙，通过该水平线与正中线交点的垂线即为穿刺瞄准点，穿刺进针点（Gu's 点）位于平坦背部转向侧面的拐角处，稍头端于间隙标记线（图 16.1F，G）。
  - ➤ 1% 利多卡因局麻成功后瞄准腰 4/5 椎间隙标记线与正中线交点的垂线穿刺，透视侧位发现穿刺针在腰 4/5 椎间隙的上缘、正对腰 4 下终板，透视正位确认穿刺针深度（图 16.1H，I）。

> 插入导丝，拔出穿刺针，以导丝为中心作一 6mm 长切口，用长针头沿导丝进入作深部软组织及上关节突麻醉。

> 顺着导丝逐级扩张软组织，置入导棒后抽出导丝，稍作敲击导棒使其进入腰 4/5 椎间孔，顺着导棒置入 8.8mm 大号环锯保护套筒并将其斜面锚于上关节突上，由于穿刺针正侧位显示其倾斜角度稍陡，只需稍压低套筒，但考虑到钙化的情况，需进一步压低角度，可有意识地指向腰 4/5 椎间隙，插入 7.5mm 环锯切割上关节突腹侧骨质以扩大椎间孔（Press-down 扩孔），有落空感后透视正位发现环锯正对腰 4/5 椎间隙、环锯前端超过椎弓根内缘（图 16.1J），进一步深入以直接切割钙化组织，透视正位确认环锯前端超过椎弓根与棘突连线中点（图 16.1K），透视侧位确认环锯前端位于腰 4/5 椎间隙后缘（图 16.1L）。

> 拔出环锯，再次放入导棒，稍作敲击，取出保护套筒，顺着导棒置入工作套筒（图 16.1M）。

> 放入椎间孔镜，镜下摘除突出髓核及部分钙化组织，探查见右侧腰 5 神经根充血、水肿、已松弛（图 16.1N，O）（视频 16-1）。

> 询问患者症状明显缓解，决定结束手术，拔出工作通道，关闭切口。

■ 术后复查 CT 示突出的髓核和部分钙化组织已摘除（图 16.1P）。

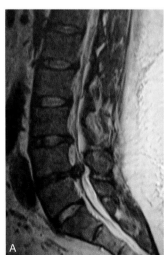
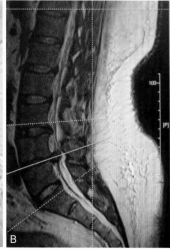
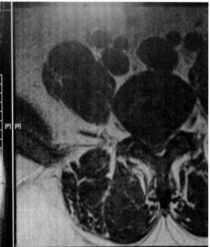

图 16.1　A. 术前腰椎矢状位 MRI；B. 术前腰椎横断面 MRI

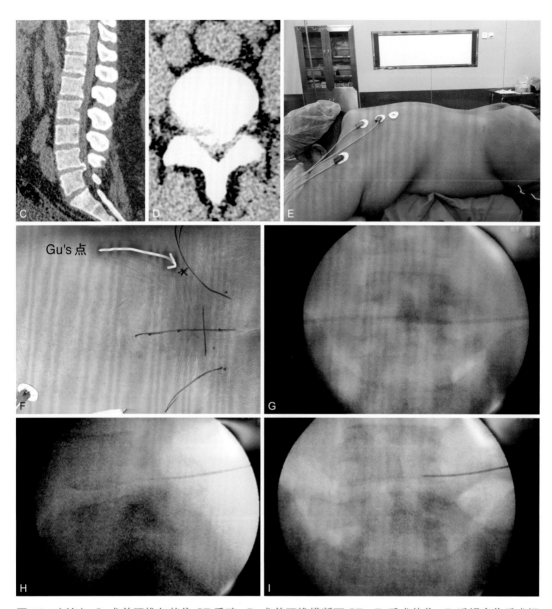

图 16.1（续）　C. 术前腰椎矢状位 CT 重建；D. 术前腰椎横断面 CT；E. 手术体位；F. 透视定位手术间隙腰 4/5，确定穿刺进针点；G. 定位手术间隙的正位透视图像；H. 术中穿刺侧位透视图像（腰 4/5）；I. 术中穿刺正位透视图像

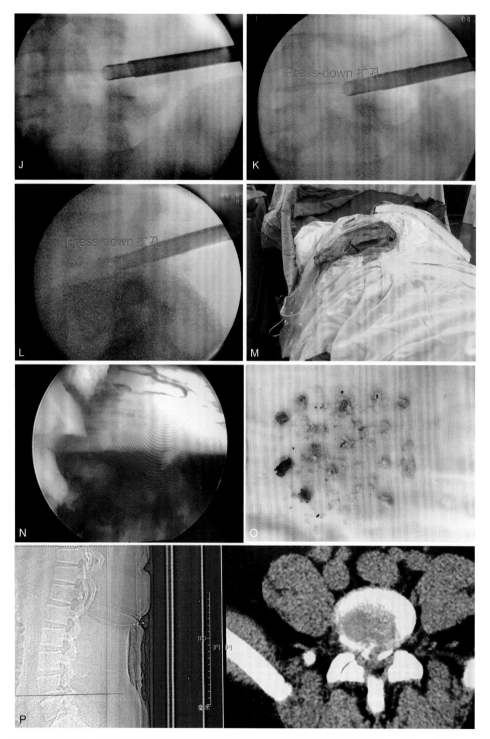

图 16.1（续） J. 下压式扩孔后透视正位发现环锯深度超过椎弓根内缘；K. 进一步深入环锯以直接切割钙化组织，透视正位确认环锯前端超过椎弓根与棘突连线中点；L. 透视侧位确认环锯前端位于腰 4/5 椎间隙后缘；M. 置入工作套筒；N. 镜下摘除突出髓核和部分钙化组织，探查见右侧腰 5 神经根充血、水肿、已松弛；O. 取出的髓核和钙化组织；P. 术后复查 CT 显示突出的髓核和部分钙化组织被摘除

第17章
PTES 椎间孔镜技术治疗
高位腰椎间盘突出症

腰椎间盘突出好发于腰 4/5、腰 5/ 骶 1 及腰 3/4 椎间盘。腰 1 ~ 3 节段椎间盘突出较为少见，压迫神经可导致大腿前方疼痛，称为高位腰椎间盘突出症。PTES 椎间孔镜技术同样可以治疗高位腰椎间盘突出症。

17.1 腰 1/2 椎间盘突出症、腰 4/5 椎间盘突出症伴钙化

- 28 岁女性患者。
- 主诉：腰痛伴左下肢疼痛 5 年，加重数月。
- 查体：腰椎活动受限，双下肢感觉和肌力基本正常，左下肢直腿抬高试验 60°（+），加强试验（+），股神经牵拉试验（+）。
- 腰椎 MRI 及 CT：腰 1/2、腰 5/ 骶 1 椎间盘突出，伴有钙化，有神经压迫（图 17.1A，B，C，D，E，F）。
- 诊断：腰 1/2、腰 5/ 骶 1 椎间盘突出症伴钙化。
- 术前计划：患者表现为腰 2、骶 1 神经根症状，保守治疗效果不佳，计划椎间孔镜下处理腰 1/2 和腰 5/ 骶 1 两个椎间隙，为腰 2、骶 1 神经根减压。
- 手术过程
  - 患者俯卧位，背部保持水平。透视正位定出腰 1/2、腰 5/ 骶 1 椎间隙，通过该水平线与正中线交点的垂线即为穿刺瞄准点，穿刺进针点（Gu's 点）位于平坦背部转向侧面的拐角处，稍头端于间隙标记线（图 17.1G，H，I，J，K）。
  - 1% 利多卡因局麻成功后瞄准腰 5/ 骶 1 椎间隙标记线与正中线交点的垂线穿刺，透视侧位发现穿刺针在腰 5/ 骶 1 椎间隙，透视正位确认穿刺针深度（图 17.1L，M）。
  - 插入导丝，拔出穿刺针，以导丝为中心作一 6mm 长切口，用长针头沿导丝进

入作深部软组织及上关节突麻醉。

➤ 顺着导丝逐级扩张软组织，置入导棒后抽出导丝，稍作敲击导棒使其进入腰5/骶1椎间孔，顺着导棒置入8.8mm大号环锯保护套筒并将其斜面锚于上关节突上，由于穿刺针正侧位显示其倾斜角度偏陡，还考虑到钙化的情况，需压低角度，插入7.5mm环锯切割上关节突腹侧骨质以扩大椎间孔（Press-down扩孔），有落空感后透视正位发现环锯前端超过椎弓根内缘（图17.1N），进一步深入以直接切割钙化组织，透视正位确认环锯前端超过椎弓根与棘突连线中点（图17.1O）。

➤ 拔出环锯，再次放入导棒，稍作敲击，取出保护套筒，顺着导棒置入工作套筒。

➤ 放入椎间孔镜，镜下摘除突出髓核及部分钙化组织，探查见左侧骶1神经根充血、水肿、已松弛（图17.1P，Q）。

➤ 询问患者左小腿后方及足底症状有所缓解，结束该节段手术并拔出工作通道，关闭切口。

➤ 1%利多卡因局麻成功后瞄准腰1/2椎间隙标记线与正中线交点的垂线穿刺，透视侧位发现穿刺针在腰1/2椎间隙后方，透视正位确认穿刺针深度（图17.1R，S）。

➤ 插入导丝，拔出穿刺针，以导丝为中心作一6mm长切口，用长针头沿导丝进入作深部软组织及上关节突麻醉。

➤ 顺着导丝逐级扩张软组织，置入导棒后抽出导丝，稍作敲击导棒使其进入腰1/2椎间孔，顺着导棒置入8.8mm大号环锯保护套筒并将其斜面锚于上关节突上，由于穿刺针正侧位显示其倾斜角度偏平，考虑到这个节段有可能碰到脊髓圆锥，需将套筒稍立起来以扩大角度，插入7.5mm环锯切割上关节突腹外侧骨质以扩大椎间孔（Press-down扩孔），有落空感后透视正位发现环锯前端刚超过椎弓根内缘（图17.1T），为安全起见，暂不深入，透视侧位确认环锯前端接近腰1/2椎间隙，而保护套筒前端已到达腰1/2椎间隙（图17.1U）。

➤ 拔出环锯，再次放入导棒，取出保护套筒，顺着导棒置入工作套筒（图17.1V，W，X）。

➤ 放入椎间孔镜，镜下摘除突出髓核及部分钙化组织，探查见左侧腰2神经根充血、水肿、已松弛（图17.1Y，Z）。

➤ 询问患者左大腿前方症状缓解，结束手术并拔出工作通道，关闭切口。

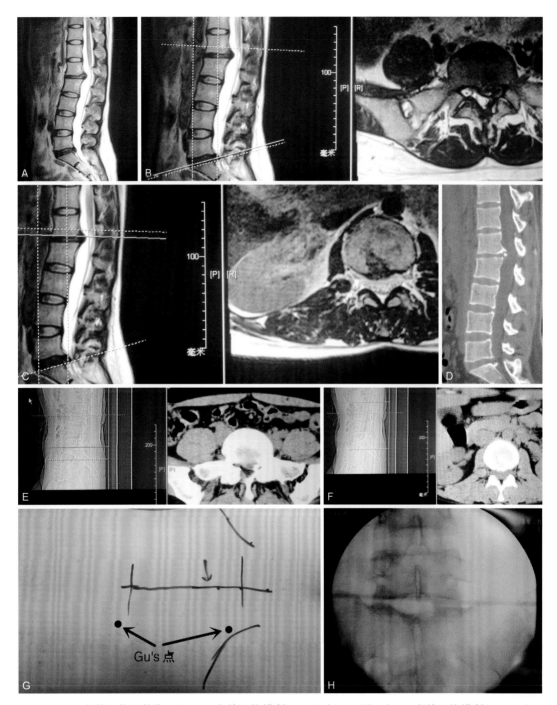

图 17.1　A. 术前腰椎矢状位 MRI；B. 术前腰椎横断面 MRI（腰 5/ 骶 1）；C. 术前腰椎横断面 MRI（腰 1/2）；D. 术前腰椎矢状位 CT 重建；E. 术前腰椎横断面 CT（腰 5/ 骶 1）；F. 术前腰椎横断面 CT（腰 1/2）；G. 透视定位手术间隙腰 5/ 骶 1、腰 1/2，确定穿刺进针点；H. 定位手术间隙的正位透视图像

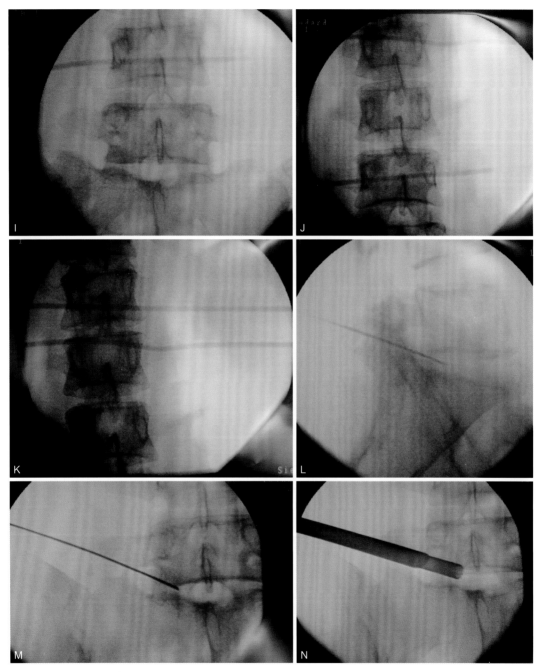

图 17.1（续） I，J. 定位手术间隙的正位透视图像；K. 定位手术间隙的正位透视图像；L. 术中穿刺侧位透视图像（腰 5/ 骶 1）；M. 术中穿刺正位透视图像；N. 下压式扩孔后透视正位发现环锯深度超过椎弓根内缘

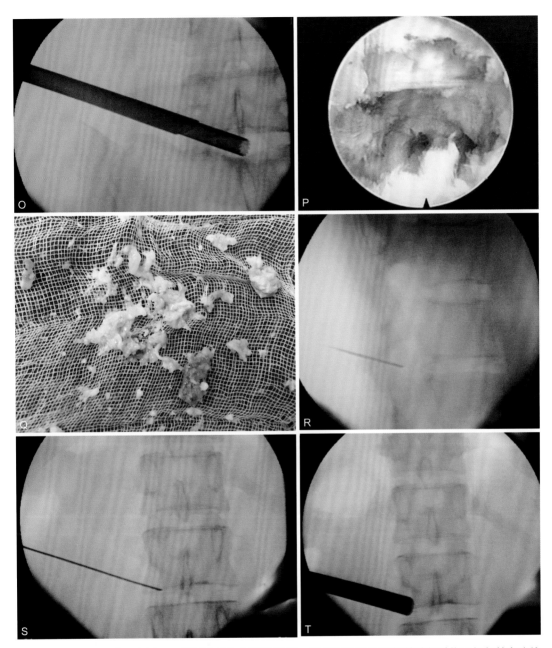

图 17.1（续）　O. 进一步深入环锯以直接切割钙化组织，透视正位确认环锯前端超过椎弓根与棘突连线中点；P. 镜下摘除突出髓核和部分钙化组织，探查见左侧骶 1 神经根充血、水肿、已松弛；Q. 取出的髓核和钙化组织；R. 术中穿刺侧位透视图像（腰 1/2）；S. 术中穿刺正位透视图像；T. 下压式扩孔后透视正位发现环锯深度超过椎弓根内缘

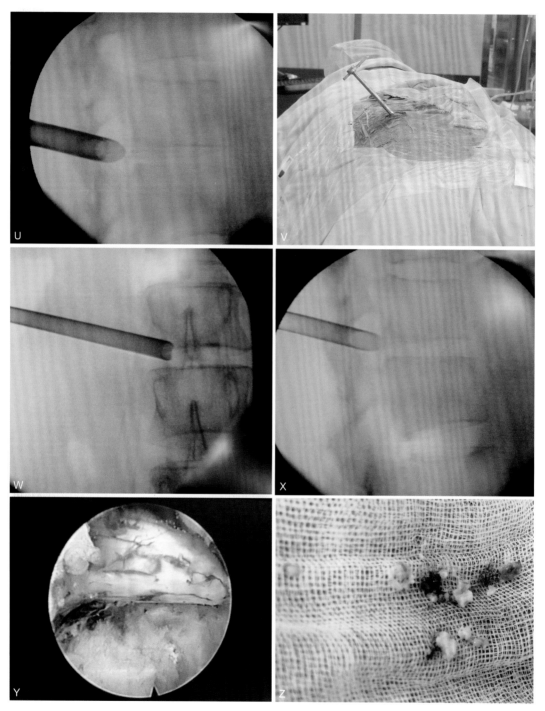

图 17.1（续） U. 透视侧位确认环锯前端接近腰 1/2 椎间隙，而保护套筒前端已到达腰 1/2 椎间隙；V. 置入工作套筒；W. 透视正位确认工作套筒前端到达腰 1/2 椎间盘突出处；X. 透视侧位确认工作套筒前端到达腰 1/2 椎间隙后缘；Y. 镜下摘除突出髓核和部分钙化组织，探查见左侧腰 2 神经根充血、水肿、已松弛；Z. 取出的髓核和钙化组织

第18章
PTES 椎间孔镜技术治疗腰椎术后椎间盘突出症

腰椎术后出现下肢疼痛等症状，要考虑神经症状反跳、突出髓核残留、复发、邻近节段椎间盘突出症（邻椎病）4 种情况。

腰椎间盘突出症术后下肢疼痛等症状缓解，术后 1 周左右再次出现症状，甚至超过术前，可考虑为腰椎间盘突出症术后反跳，需观察 2 个月，使用激素、甘露醇等脱水剂效果不明显，神经营养剂有一定作用，一般术后 2 个月左右症状均可得到缓解。其原因与术前神经根损伤严重、术后恢复过程中出现脱髓鞘改变、纤维环水肿等因素有关。术后 MRI、CT 影像学检查对诊断帮助不大。

腰椎术后下肢症状未出现缓解，应考虑为突出髓核残留，可能手术过程中未完全摘除突出髓核所致。术后影像学检查可作参考。

腰椎术后下肢症状得到缓解超过 2 周，再次出现下肢症状，往往有打喷嚏、剧烈咳嗽、外伤等诱因，应考虑为腰椎间盘突出症术后复发。术后影像学检查有一定意义。

腰椎内固定术后未注重保养，有经常弯腰、提重物、长时间一个姿势等情况，术后经过较长的一段时间后再次出现下肢症状，应考虑邻椎病，需行 MRI、CT 影像学检查以确诊。

腰椎术后突出髓核残留、椎间盘突出症复发、邻椎病往往需要再次手术治疗，仍可考虑行椎间孔镜手术。与传统翻修术相比，椎间孔镜技术有如下优势：

1. 腰椎后路术后复发病例原手术进路上布满瘢痕，后外侧孔镜入路可绕开这些瘢痕，明显降低神经损伤、硬膜囊及神经根袖破裂的风险 [13,26,28]。

2. 对于腰椎内固定术后复发及邻椎病患者，无须拆除原来的内固定系统，明显减小手术创伤和出血，同时也节省了医疗费用 [26,28]。

18.1 腰椎减压植骨融合内固定术后，腰 4/5 椎间盘突出症复发

- 78 岁男性患者。

- 主诉：腰椎术后 3 年，腰痛伴右下肢疼痛 1 年。3 年前左下肢放射痛，结合影像学检查，诊断为"腰 3/4、4/5 椎间盘突出症"，行腰 3～5 后路减压椎体间植骨融合内固定术，术后症状有所缓解。近 1 年出现腰痛，并伴有右下肢疼痛。

- 查体：腰背部正中见一 20cm 长切口瘢痕（图 18.1A），腰 4/5 椎间隙向右旁开 1cm 处压痛（+），腰椎活动受限。双下肢感觉和肌力基本正常，右下肢直腿抬高试验 50°（+），加强试验（+），股神经牵拉试验（-）。

- 腰椎 MRI（术后 1 年）：腰 3～5 后路减压椎间植骨融合内固定术后改变，未见明显神经压迫（图 18.1 B，C）。腰椎 MRI（术后 3 年）：腰 3～5 后路减压椎间植骨融合内固定术后改变，腰 4/5 椎间盘突出，偏右侧，有神经压迫（图 18.1 D，E）。腰椎 X 线片及 CT（术后 3 年）：腰 3～5 椎间融合、椎弓根钉内固定术后改变（图 18.1 F，G，H）。

- 诊断：腰椎术后、腰 4/5 椎间盘突出症复发。

- 术前计划：患者表现为右侧腰 5 神经根症状，保守治疗效果不佳，计划椎间孔镜下处理腰 4/5 椎间隙，为腰 5 神经根减压。

- 手术过程

  ➢ 患者俯卧位，背部保持水平。透视正位定出腰 4/5 椎间隙，通过该水平线与正中线交点的垂线即为穿刺瞄准点，穿刺进针点（Gu's 点）位于平坦背部转向侧面的拐角处，稍头端于间隙标记线（图 18.1I，J）。

  ➢ 1% 利多卡因局麻成功后瞄准腰 4/5 椎间隙标记线与正中线交点的垂线穿刺，透视侧位发现穿刺针在腰 4/5 椎间隙，透视正位确认穿刺针深度，并作椎间盘造影（图 18.1K，L，M，N）。

  ➢ 插入导丝，拔出穿刺针，以导丝为中心作一 6mm 长切口，用长针头沿导丝进入作深部软组织及上关节突麻醉。

  ➢ 顺着导丝逐级扩张软组织，置入导棒后抽出导丝，稍作敲击导棒使其进入腰 4/5 椎间孔，顺着导棒置入 8.8mm 大号环锯保护套筒并将其斜面锚于上关节突上，由于穿刺针正侧位显示其倾斜角度偏陡，需压低角度，插入 7.5mm 环锯切割上关节突腹侧骨质以扩大椎间孔（Press-down 扩孔），有落空感后透

视正位发现环锯前端超过椎弓根内缘（图 18.1O ）。

➤ 拔出环锯，再次放入导棒，稍作敲击，取出保护套筒，顺着导棒置入工作套筒（图 18.1P，Q ）。

➤ 放入椎间孔镜，镜下摘除突出髓核，探查见右侧腰 5 神经根充血、水肿、已松弛（图 18.1R，S ）。

➤ 询问患者右下肢症状有所缓解，结束手术并拔出工作通道，关闭切口（ 18.1T ）。

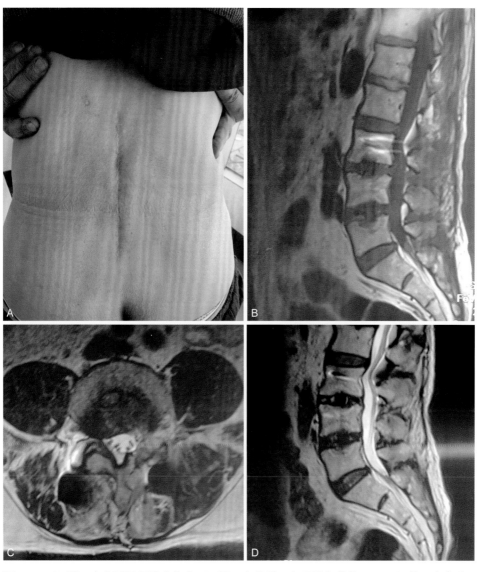

图 18.1　A. 第一次术后腰部手术瘢痕；B. 第一次术后 1 年腰椎矢状位 MRI；C. 第一次术后 1 年腰椎横断面 MRI（腰 4/5）；D. 第一次术后 3 年腰椎矢状面 MRI

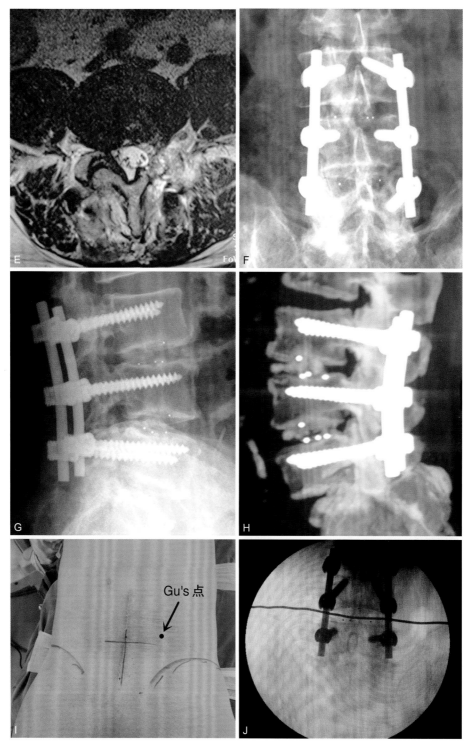

图 18.1（续） E. 第一次术后 3 年腰椎横断面 MRI（腰 4/5）；F. 第一次术后 3 年腰椎正位 X 线片；G. 第一次术后 3 年腰椎侧位 X 线片；H. 第一次术后 3 年腰椎 CT；I 透视定位手术间隙腰 4/5，确定穿刺进针点；J 定位手术间隙的正位透视图像

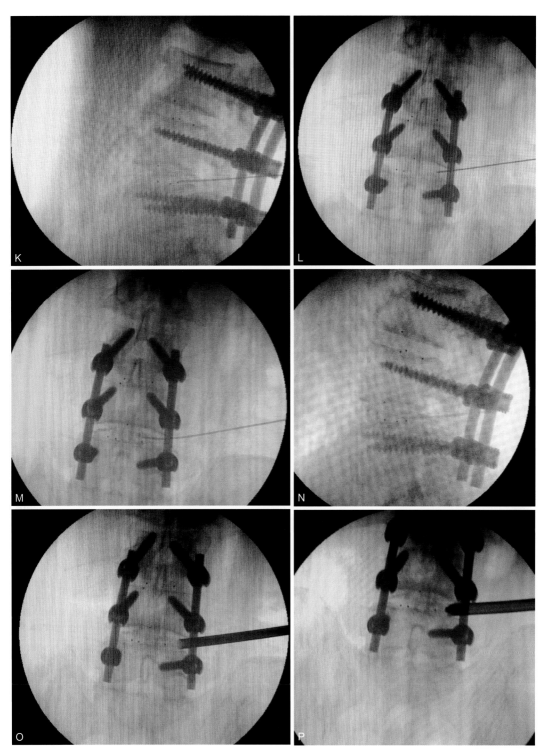

图 18.1（续）　K. 术中穿刺侧位透视图像；L. 术中穿刺正位透视图像；M. 椎间盘造影正位透视图像；N. 椎间盘造影侧位透视图像；O. 下压式扩孔后透视正位发现环锯深度超过椎弓根内缘；P. 顺着导棒置入工作套筒的正位透视图像

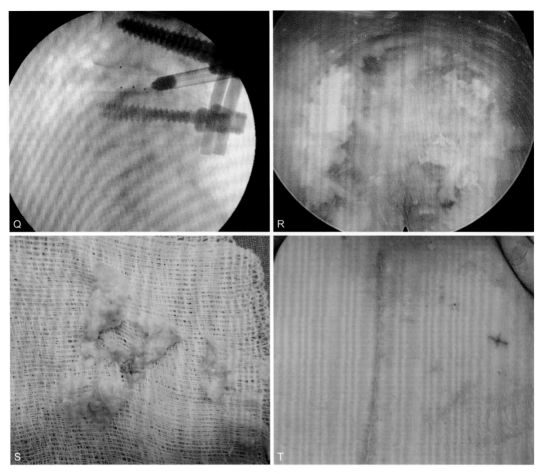

图 18.1(续) Q. 工作套筒的侧位透视图像；R. 镜下摘除突出髓核，探查见右侧腰 5 神经根充血、水肿，已松弛；S. 取出的髓核组织；T. 椎间孔镜术后切口瘢痕

18.2 腰椎椎板开窗髓核摘除术后，腰 4/5 椎间盘突出症复发

- 59 岁女性患者。

- 主诉：腰椎术后 3 年，腰痛伴左下肢疼痛 3 个月。3 年前左下肢放射痛，结合影像学检查，诊断为 "腰 4/5 椎间盘突出症"，行腰 4/5 后路椎板开窗髓核摘除术，术后症状有所缓解。近 3 个月出现腰痛，并伴有左下肢疼痛。

- 查体：腰背部正中见一 5cm 长切口瘢痕（图 18.2A），腰 4/5 椎间隙向左旁开 1cm 处压痛（＋），腰椎活动受限。左小腿外侧感觉减退，双下肢肌力基本正常，左下肢直腿抬高试验 30°（+），加强试验（+），股神经牵拉试验（-）。

- 腰椎 X 线片：腰椎侧弯表现，腰 4/5 椎间隙水平左侧椎板部分缺如（图 18.2B）。腰椎 MRI 及 CT：腰 4/5 后路椎板开窗髓核摘除术后改变，左侧椎板部分缺如，腰 4/5 椎间盘巨大髓核脱出，偏左侧，明显神经压迫（图 18.2C，D，E）。

- 诊断：腰椎后路椎板开窗髓核摘除术后、腰 4/5 椎间盘突出症复发。

- 术前计划：患者表现为左侧腰 5 神经根症状，保守治疗效果不佳，计划椎间孔镜下处理腰 4/5 椎间隙，为腰 5 神经根减压。

- 手术过程

  > 患者俯卧位，背部保持水平。透视正位定出腰 4/5 椎间隙，通过该水平线与正中线交点的垂线即为穿刺瞄准点，穿刺进针点（Gu's 点）位于平坦背部转向侧面的拐角处，稍头端于间隙标记线（图 18.2F，G）。

  > 1% 利多卡因局麻成功后瞄准腰 4/5 椎间隙标记线与正中线交点的垂线穿刺，透视侧位发现穿刺针在腰 4/5 椎间隙，透视正位确认穿刺针深度，并作椎间盘造影（图 18.2H，I，J，K）。

  > 插入导丝，拔出穿刺针，以导丝为中心作一 6mm 长切口，用长针头沿导丝进入作深部软组织及上关节突麻醉。

  > 顺着导丝逐级扩张软组织，置入导棒后抽出导丝，稍作敲击导棒使其进入腰 4/5 椎间孔，顺着导棒置入 8.8mm 大号环锯保护套筒并将其斜面锚于上关节突上，由于穿刺针正侧位显示其倾斜角度过平，需将套筒立起以加大角度，插入 7.5mm 环锯切割上关节突骨质以扩大椎间孔（Press-down 扩孔），有落空感后透视正位发现环锯前端超过椎弓根内缘（图 18.2L）。

  > 拔出环锯，再次放入导棒，稍作敲击，取出保护套筒，顺着导棒置入工作套筒（图 18.2M）。

  > 放入椎间孔镜，镜下摘除突出髓核，探查见左侧腰 5 神经根充血、水肿，周围有瘢痕包绕，用射频刀头可进行神经根松解（图 18.2N，O，P）。（视频 18-2）

  > 询问患者左下肢症状有所缓解，结束手术并拔出工作通道，关闭切口（图 18.2Q）。

视频
18-2

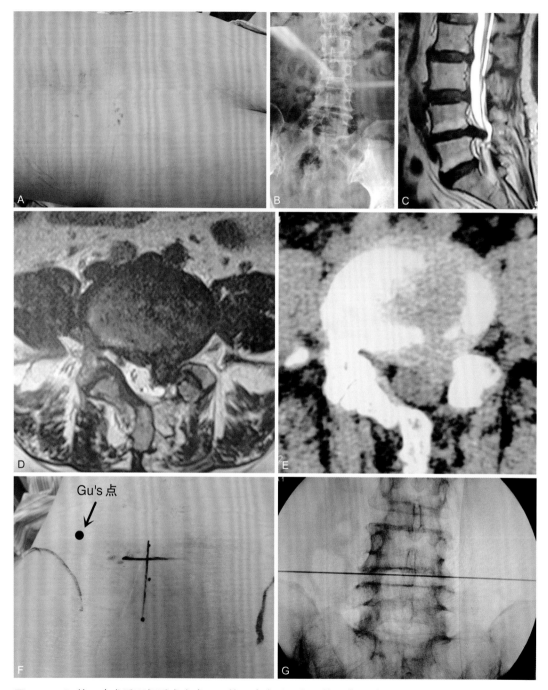

图 18.2　A. 第一次术后腰部手术瘢痕；B. 第一次术后 3 年腰椎正位 X 线片；C. 第一次术后 3 年腰椎矢状面 MRI；D. 第一次术后 3 年腰椎横断面 MRI（腰 4/5）；E. 第一次术后 3 年腰椎横断面 CT（腰 4/5）；F. 透视定位手术间隙腰 4/5，确定穿刺进针点；G. 定位手术间隙的正位透视图像

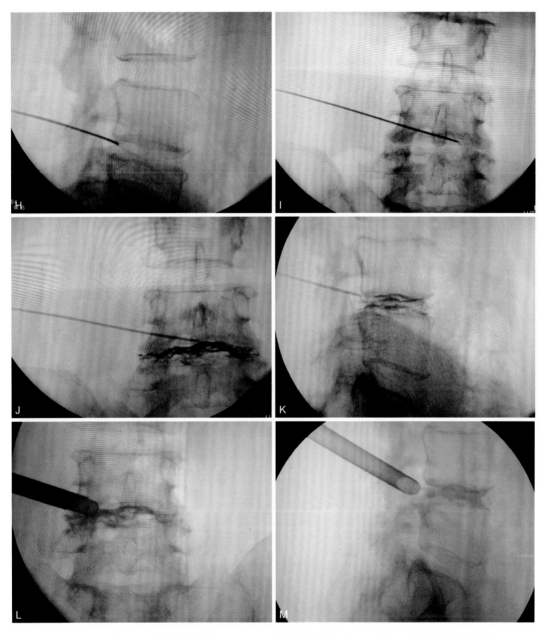

图 18.2（续） H. 术中穿刺侧位透视图像；I. 术中穿刺正位透视图像；J. 椎间盘造影正位透视图像；K. 椎间盘造影侧位透视图像；L. 下压式扩孔后透视正位确认环锯深度超过椎弓根内缘；M. 工作套筒的侧位透视图像

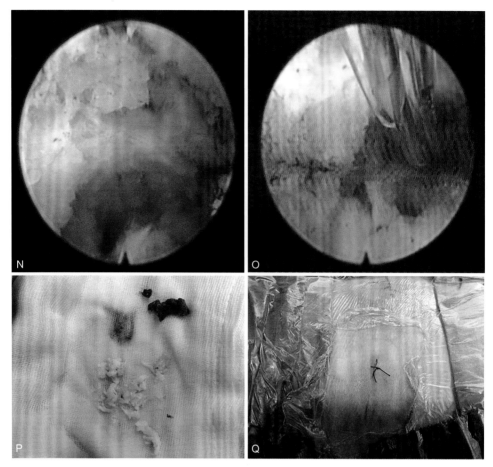

图 18.2（续）　N. 镜下摘除突出髓核，探查见左侧腰 5 神经根充血、水肿，周围有瘢痕包绕；O. 用射频刀头松解神经根周围瘢痕；P. 取出的髓核组织；Q. 椎间孔镜术后切口

18.3 腰椎减压植骨融合术后，腰 5/ 骶 1 邻椎病

- 68 岁女性患者。
- 主诉：腰椎术后 6 年，腰痛伴左下肢酸胀 1 年。6 年前左下肢放射痛，结合影像学检查，诊断为"腰 4/5 椎间盘突出症"，行腰 4/5 后路减压 TLIF 植骨融合内固定术，术后症状有所缓解。近 1 年出现腰痛，并伴有左下肢酸胀，神经根管及骶管封闭后症状仍有反复。
- 查体：腰背部正中见一 10cm 左右长的切口瘢痕（图 18.3A），腰 5/ 骶 1 椎间隙向左旁开 1cm 处压痛（＋），腰椎活动略有受限。左小腿后侧感觉稍减退，双下肢肌力基本正常，左下肢直腿抬高试验（－），加强试验（－），股神经牵拉试验（－）。

- ■ 腰椎 X 线片：腰 4/5 后路减压植骨融合内固定术后表现，腰椎稍侧弯，左侧椎板部分缺如（图 18.3B，C）。腰椎 MRI 及 CT：腰 4/5 后路减压植骨融合内固定术后改变，左侧椎板部分缺如，腰 5/ 骶 1 椎间盘突出，偏左侧，有神经压迫（图 18.3D，E，F，G）。

- ■ 诊断：腰椎后路减压植骨融合术后、腰 5/ 骶 1 邻椎病。

- ■ 术前计划：患者表现为左侧骶 1 神经根症状，保守治疗效果不佳，计划椎间孔镜下处理腰 5/ 骶 1 椎间隙，为骶 1 神经根减压。

- ■ 手术过程

  - ➤ 患者俯卧位，背部保持水平。透视正位定出腰 5/ 骶 1 椎间隙，通过该水平线与正中线交点的垂线即为穿刺瞄准点，穿刺进针点（Gu's 点）位于平坦背部转向侧面的拐角处，髂嵴上缘（图 18.3H，I）。

  - ➤ 1% 利多卡因局麻成功后瞄准腰 5/ 骶 1 椎间隙标记线与正中线交点的垂线穿刺，透视侧位发现穿刺针在腰 5/ 骶 1 椎间隙后缘，透视正位确认穿刺针深度（图 18.3J，K）。

  - ➤ 插入导丝，拔出穿刺针，以导丝为中心作一 6mm 长切口，用长针头沿导丝进入作深部软组织及上关节突麻醉。

  - ➤ 顺着导丝逐级扩张软组织，置入导棒后抽出导丝，稍作敲击导棒使其进入腰 5/ 骶 1 椎间孔，顺着导棒置入 8.8mm 大号环锯保护套筒并将其斜面锚于上关节突上，由于穿刺针正侧位显示其倾斜角度尚可，无须下压套筒，插入 7.5mm 环锯切割上关节突骨质以扩大椎间孔（Press-down 扩孔），有落空感后透视正位发现环锯前端超过椎弓根内缘，但侧位透视显示环锯前端偏于目标间隙背侧的上关节突处，且偏于尾端（图 18.3L，M），说明环锯过平，将套筒稍立起并将方向稍向头端摆动，再次插入环锯扩孔，有落空感后透视侧位显示环锯前端位于腰 5/ 骶 1 椎间隙后缘，透视正位见环锯前端超过椎弓根内缘（图 18.3N，O）。

  - ➤ 拔出环锯，再次放入导棒，稍作敲击，取出保护套筒，顺着导棒置入工作套筒。

  - ➤ 放入椎间孔镜，镜下摘除突出髓核，探查见左侧骶 1 神经根充血、水肿、已松弛（图 18.3P，Q）。

  - ➤ 询问患者左下肢症状缓解，结束手术并拔出工作通道，关闭切口（图 18.3R）。

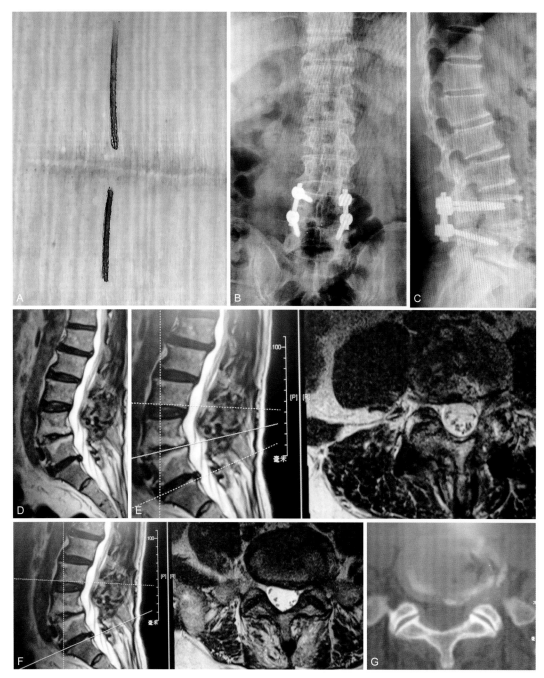

图 18.3　A. 第一次术后腰部手术瘢痕；B. 第一次术后 6 年腰椎正位 X 线片；C. 第一次术后 6 年腰椎侧位 X 线片；D. 第一次术后 6 年腰椎矢状面 MRI；E. 第一次术后 6 年腰椎横断面 MRI（腰 4/5）；F. 第一次术后 6 年腰椎横断面 MRI（腰 5/ 骶 1）；G. 第一次术后 6 年腰椎横断面 CT（腰 5/ 骶 1）

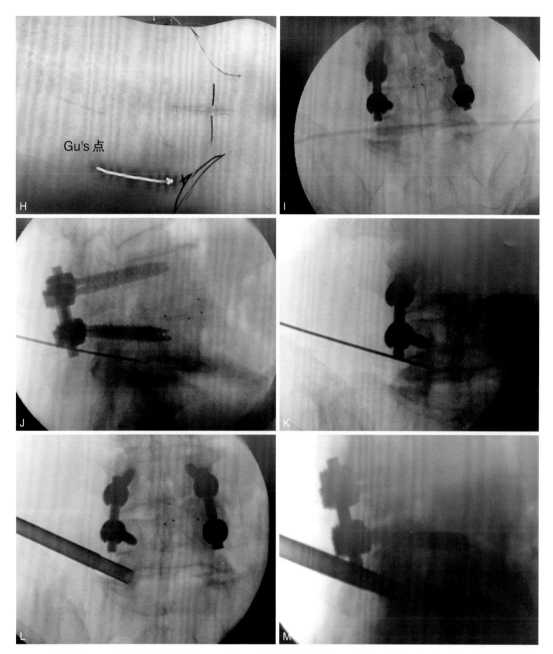

图 18.3（续）　H. 透视定位手术间隙腰 5/ 骶 1，确定穿刺进针点；I. 定位手术间隙的正位透视图像；J. 术中穿刺侧位透视图像；K. 术中穿刺正位透视图像；L. 下压式扩孔后透视正位确认环锯深度超过椎弓根内缘；M. 透视侧位发现环锯前端偏背侧尾端

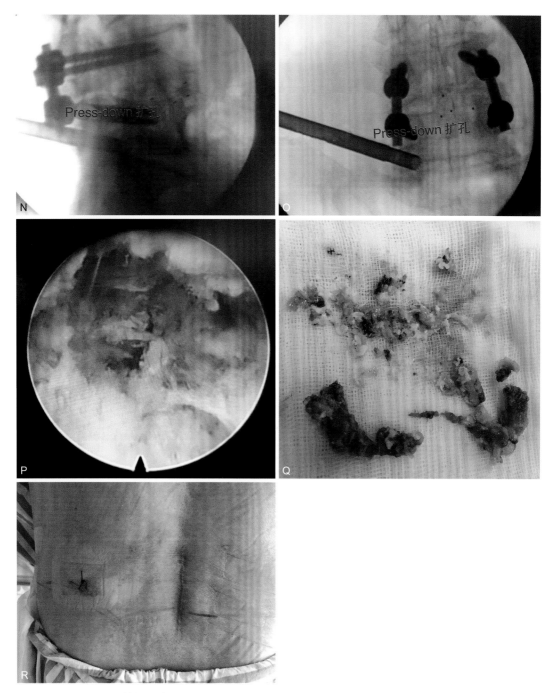

图 18.3（续） N. 调整扩孔方向后的侧位透视图像；O. 调整扩孔方向后的正位透视图像；P. 镜下摘除突出髓核，探查见左侧骶 1 神经根充血、水肿、已松弛；Q. 取出的髓核组织；R. 椎间孔镜术后切口

18.4 椎间孔镜术后腰 4/5 突出髓核残留

- 48 岁女性患者。

- 主诉：腰椎椎间孔镜术后右下肢疼痛加重 1 周。患者因"腰痛伴右下肢麻痛 3 个月"于 1 周前行椎间孔镜下髓核摘除术，结合影像学检查，诊断为"腰 4/5 椎间盘突出症"，行经皮椎间孔镜下腰 4/5 髓核摘除术，术后症状未缓解且有所加重。

- 查体：腰背部右侧见一 1cm 长切口瘢痕，腰 4/5 间隙向右旁开 1cm 处压痛（＋），腰椎活动受限。右小腿外侧感觉减退，右下肢蹈长伸肌肌力Ⅳ级，右下肢直腿抬高试验 55°（＋），加强试验 50°（＋），股神经牵拉试验（-）。

- 腰椎 MRI 及 CT：第一次手术前腰 4/5 椎间盘突出，偏右侧，伴钙化，压迫神经（图 18.4 A，B，C）。腰椎 MRI：第一次孔镜术后改变，腰 4/5 椎间盘仍有突出，偏右侧，有神经压迫（图 18.4D，E）。

- 诊断：孔镜术后腰 4/5 突出髓核残留。

- 术前计划：患者孔镜术后右下肢腰 5 神经根症状未缓解，且有所加重，结合影像学检查，考虑腰 4/5 突出髓核未摘除彻底，有所残留，计划椎间孔镜下摘除残留的腰 4/5 突出髓核，为腰 5 神经根减压。

- 手术过程

  ➢ 患者俯卧位，背部保持水平。透视正位定出腰 4/5 椎间隙，通过该水平线与正中线交点的垂线即为穿刺瞄准点，穿刺进针点（Gu's 点）位于平坦背部转向侧面的拐角处，稍头端于间隙标记线（图 18.4F，G）。

  ➢ 1% 利多卡因局麻成功后瞄准腰 4/5 椎间隙标记线与正中线交点的垂线穿刺，透视侧位发现穿刺针在腰 4/5 椎间隙，透视正位确认穿刺针深度（图 18.4H，I）。

  ➢ 插入导丝，拔出穿刺针，以导丝为中心作一 6mm 长切口，用长针头沿导丝进入作深部软组织及上关节突麻醉。

  ➢ 顺着导丝逐级扩张软组织，置入导棒后抽出导丝，稍作敲击导棒使其进入腰 4/5 椎间孔，顺着导棒置入 8.8mm 大号环锯保护套筒并将其斜面锚于上关节突上，由于穿刺针正侧位显示其倾斜角度偏陡，需将套筒压平，插入 7.5mm 环锯切割上关节突骨质以扩大椎间孔（Press-down 扩孔），有落空感后透视正位确认环锯前端超过椎弓根内缘（图 18.4J），透视侧位显示环锯前端位于腰 4/5 椎间隙后缘（图 18.4K）。

➤ 拔出环锯，再次放入导棒，稍作敲击，取出保护套筒，顺着导棒置入工作套筒。

➤ 放入椎间孔镜，镜下摘除残留的突出髓核（图 18.4L），探查见右侧腰 5 神经根充血、水肿、已松弛（图 18.4M，N）。（视频 18-4）

➤ 询问患者左下肢症状有所缓解，结束手术并拔出工作通道，关闭切口。

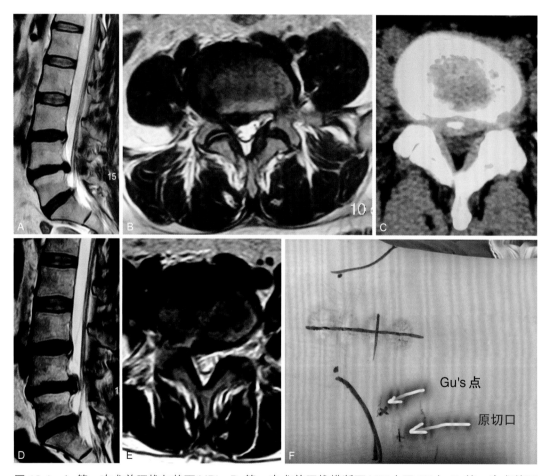

图 18.4　A. 第一次术前腰椎矢状面 MRI；B. 第一次术前腰椎横断面 MRI（腰 4/5）；C. 第一次前腰椎横断面 CT（腰 4/5）；D. 第一次术后腰椎矢状面 MRI（腰 4/5）；E. 第一次术后腰椎横断面 MRI（腰 4/5）；F. 透视定位手术间隙腰 4/5

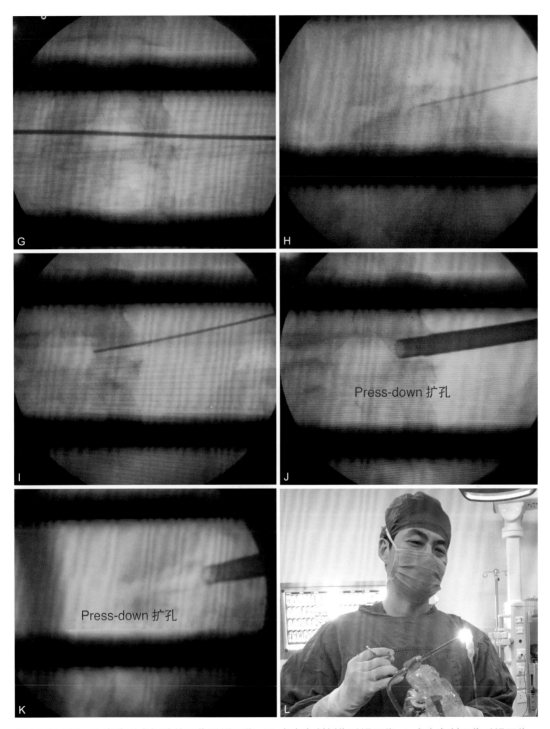

图 18.4（续）　G.定位手术间隙的正位透视图像；H.术中穿刺侧位透视图像；I.术中穿刺正位透视图像；J.下压式扩孔后透视正位确认环锯前端超过椎弓根内缘；K.透视侧位显示环锯前端位于腰 4/5 椎间隙后缘；L.镜下取出游离的髓核组织

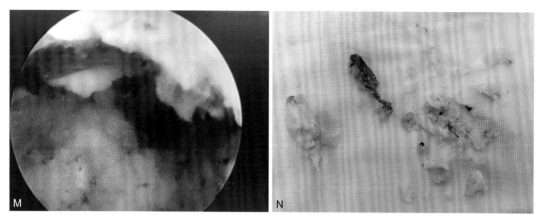

图 18.4（续） M. 探查见右侧腰 5 神经根充血、水肿，已松弛；N. 取出的髓核组织

第19章
PTES 椎间孔镜技术治疗
伴马尾综合征的腰椎间盘突出症

严重的腰椎间盘突出压迫马尾可导致排尿困难，男性患者还会出现勃起障碍，甚至大便失禁，往往伴有下肢感觉和肌力的减退，甚至瘫痪，这些症候群被称为马尾综合征。这是腰椎间盘突出症非常严重的并发症，一旦出现需紧急手术，解除马尾神经压迫，拖延时间可能导致神经功能无法恢复。由突出髓核压迫导致的马尾综合征，并有一侧或双侧下肢神经根性症状，可考虑行椎间孔镜下髓核摘除术。

19.1 腰 3/4 巨大椎间盘脱出症伴马尾综合征

- 35 岁男性患者。
- 主诉：腰痛伴双下肢疼痛 1 月余，加重 1 周，排尿困难 1 天。以左下肢疼痛为重，不能站立、行走，保守治疗无效。
- 查体：腰 3/4 椎间隙向左、向右旁开 1cm 处均有压痛，腰椎活动受限。双膝关节、小腿内侧感觉减退，双下肢胫前肌、踇长伸肌肌力 III ～ IV 级，双下肢直腿抬高试验（－），加强试验（－），股神经牵拉试验（－）。
- 腰椎 MRI 及 CT：腰 3/4 椎间盘巨大脱出，中央偏左，严重压迫硬膜囊及神经根（图 19.1 A，B，C）。
- 诊断：腰 3/4 巨大椎间盘脱出症伴马尾综合征。
- 术前计划：患者表现为双下肢腰 4 神经根症状，伴有排尿困难，考虑腰 3/4 脱出的巨大髓核压迫马尾，计划尽快在椎间孔镜下摘除脱出的腰 3/4 巨大髓核，为马尾神经及双侧腰 4 神经根减压。因患者以左下肢症状为重，计划取左侧入路，完成双侧减压。
- 手术过程
  ➢ 患者俯卧位，背部保持水平。透视正位定出腰 3/4 椎间隙，通过该水平线与正中线交点的垂线即为穿刺瞄准点，穿刺进针点（Gu's 点）位于平坦背部转向侧面的拐角处，稍头端于椎间隙标记线（图 19.1D，E）。

➤ 1% 利多卡因局麻成功后瞄准腰 3/4 椎间隙标记线与正中线交点的垂线穿刺，透视侧位发现穿刺针在腰 3/4 椎间隙，透视正位确认穿刺针深度（图 19.1F，G）。

➤ 插入导丝，拔出穿刺针，以导丝为中心作一 6mm 长切口，用长针头沿导丝进入作深部软组织及上关节突麻醉。

➤ 顺着导丝逐级扩张软组织，置入导棒后抽出导丝，稍作敲击导棒使其进入腰 3/4 椎间孔，顺着导棒置入 8.8mm 大号环锯保护套筒并将其斜面锚于上关节突上，由于穿刺针正侧位显示其倾斜角度偏陡，需将套筒压平，插入 7.5mm 环锯切割上关节突骨质以扩大椎间孔（Press-down 扩孔），有落空感后透视正位确认环锯前端超过椎弓根内缘（图 19.1H），透视侧位显示环锯前端位于腰 3/4 椎间隙后缘（图 19.1I）。

➤ 拔出环锯，再次放入导棒，稍作敲击，取出保护套筒，顺着导棒置入工作套筒。

➤ 放入椎间孔镜，镜下摘除突出髓核，探查见左侧腰 4 神经根充血、水肿、已松弛（图 19.1J，K），然后显露对侧腰 4 神经根以完成减压。

➤ 询问患者双下肢症状有所缓解，结束手术并拔出工作通道，关闭切口。

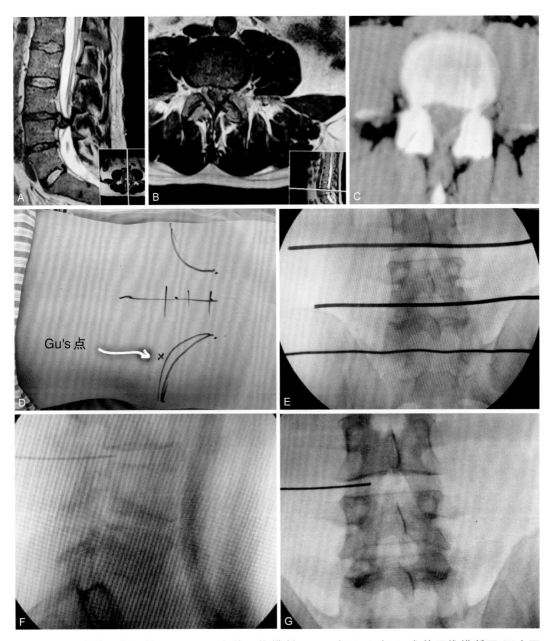

图 19.1　A. 术前腰椎矢状面 MRI；B. 术前腰椎横断面 MRI（腰 3/4）；C. 术前腰椎横断面 CT（腰 3/4）；D. 透视定位手术间隙腰 3/4，确定穿刺进针点；E. 定位手术间隙的正位透视图像；F. 术中穿刺侧位透视图像；G. 术中穿刺正位透视图像

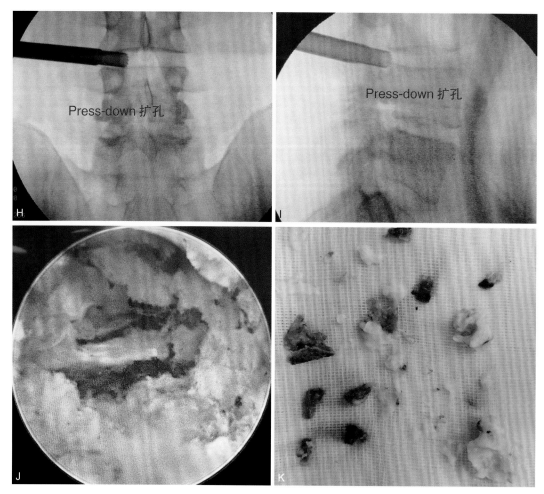

图 19.1（续）　H. 下压式扩孔后透视正位确认环锯前端超过椎弓根内缘；I. 透视侧位显示环锯前端位于腰 3/4 椎间隙后缘；J. 探查见左侧腰 5 神经根充血、水肿、已松弛；K. 镜下取出游离的髓核组织；K 镜下取出游离的髓核组织

第 20 章
PTES 椎间孔镜技术治疗胸椎间盘突出症

胸椎间盘突出症的发病率较腰椎相对少些。以往治疗以开放手术为主，有侧前方经胸椎间盘摘除术，也有后路经椎间孔入路胸椎间盘摘除术，两者都有可能破坏脊柱稳定性，可能需要融合内固定术。如果采用经皮椎间孔镜技术来治疗胸椎间盘突出症，可明显减少创伤，稳定性无明显破坏，无须融合内固定术。由于胸椎椎管内容纳的是脊髓，行椎间孔镜手术时风险相对提高，穿刺及扩孔时需谨慎操作。由于是局麻下手术，密切关注患者的主观感受可以避免神经损伤，提高手术的安全性。

20.1 胸椎间盘突出症，腰椎 TLIF 术后腰 4/5 邻椎病

- 63 岁女性患者。
- 主诉：腰椎 TLIF 术后 13 年，左下肢放射痛 1 年，时有行走不稳及胸部束带感。
- 查体：腰背部正中见一 10cm 长切口瘢痕，腰 4/5 椎间隙向左旁开 1cm 处压痛（＋），腰椎活动受限。左小腿外侧感觉稍减退，双下肢肌力基本正常，双膝反射（＋＋），双下肢直腿抬高试验（－），加强试验（－），股神经牵拉试验（－）。
- 腰椎 X 线片：腰 5/ 骶 1 TLIF 术后改变，无不稳表现。腰椎 MRI 及 CT：第一次手术后腰 5/ 骶 1 术后改变，椎间已融合，腰 4/5 椎间盘突出，偏左侧，压迫神经，胸 7/8 椎间盘突出，偏右侧，有神经压迫（图 20.1A1，A2，A3，A4，B，C1，C2，D1，D2）。
- 诊断：胸 7/8 椎间盘突出症，腰 5/ 骶 1 TLIF 术后腰 4/5 邻椎病。
- 术前计划：腰椎 TLIF 术后 13 年，出现左下肢放射痛 1 年，结合影像学检查，考虑腰 4/5 邻椎病，计划左侧入路椎间孔镜下摘除腰 4/5 突出髓核，为腰 5 神经根减压。患者时有行走不稳及胸部束带感，结合影像学检查，考虑胸 7/8 突出髓核压迫脊髓，由于偏右侧，计划右侧进路椎间孔镜下摘除突出髓核，为脊髓减压。

- 手术过程

  - 患者俯卧位，背部保持水平。透视正位定出腰 4/5、胸 7/8 椎间隙，通过该水平线与正中线交点的垂线即为穿刺瞄准点，穿刺进针点（Gu's 点）位于平坦背部转向侧面的拐角处，腰 4/5 稍头端于椎间隙标记线，而胸 7/8 基本平于椎间隙标记线（图 20.1E，F1，F2）。

  - 1% 利多卡因局麻成功后瞄准腰 4/5 椎间隙标记线与正中线交点的垂线穿刺，透视侧位发现穿刺针在腰 4/5 椎间隙后上方，透视正位确认穿刺针深度（图 20.1G，H）。

  - 插入导丝，拔出穿刺针，以导丝为中心作一 6mm 长切口，用长针头沿导丝进入作深部软组织及上关节突麻醉。

  - 顺着导丝逐级扩张软组织，置入导棒后抽出导丝，稍作敲击导棒使其进入腰 4/5 椎间孔，顺着导棒置入 8.8mm 大号环锯保护套筒并将其斜面锚于上关节突上，由于穿刺针正侧位显示其倾斜角度稍陡，需将套筒稍压平，并向尾端倾斜，插入 7.5mm 环锯切割上关节突骨质以扩大椎间孔（Press-down 扩孔），有落空感后透视正位确认环锯前端超过椎弓根内缘（图 20.1I），透视侧位显示环锯前端位于腰 4/5 椎间隙后缘（图 20.1J）。

  - 拔出环锯，再次放入导棒，稍作敲击，取出保护套筒，顺着导棒置入工作套筒。

  - 放入椎间孔镜，镜下摘除突出髓核，探查见左侧腰 5 神经根充血、水肿、已松弛（图 20.1K）。

  - 询问患者左下肢症状有所缓解，结束手术并拔出工作通道，关闭切口。

  - 1% 利多卡因局麻成功后瞄准胸 7/8 椎间隙标记线与正中线交点的垂线穿刺（图 20.1M），透视侧位发现穿刺针在胸 7/8 椎间隙后上方，透视正位确认穿刺针深度（图 20.1N，O）。

  - 插入导丝，拔出穿刺针，以导丝为中心作一 6mm 长切口，用长针头沿导丝进入作深部软组织及上关节突麻醉。

  - 顺着导丝逐级扩张软组织，置入导棒后抽出导丝，稍加压力使导棒头端进入胸 7/8 椎间孔，顺着导棒置入 8.8mm 大号环锯保护套筒并将其斜面锚于上关节突上，由于穿刺针正侧位显示其倾斜角度恰好，维持套筒角度无须压平，并稍向尾端倾斜，插入 7.5mm 环锯切割上关节突骨质以扩大椎间孔（Press-down 扩孔），透视发现环锯角度过于偏尾端（图 20.1P），向尾端摆动套筒使环锯向头端移动后继续扩孔，再次透视确认方向合适（图 20.1Q），继续向前扩孔，注意用力勿过猛，有落空感后透视正位确认环锯前端超过椎弓根内缘

（图 20.1R），透视侧位显示环锯前端位于胸 7/8 椎间隙后缘（图 20.1S）。

➢ 拔出环锯，再次放入导棒，取出保护套筒，顺着导棒置入工作套筒（图 20.1T）。

➢ 放入椎间孔镜，镜下摘除突出髓核，探查见右侧胸 8 神经根及硬膜囊（图 20.1U，V），完成减压。

➢ 拔出工作通道，关闭切口。

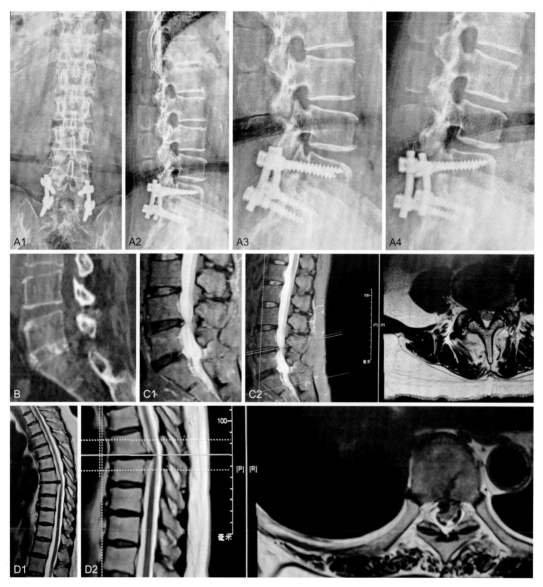

图 20.1　A1. 第一次腰椎 TLIF 术后 13 年正位 X 线片，A2. 第一次腰椎 TLIF 术后 13 年侧位 X 线片，A3. 第一次腰椎 TLIF 术后 13 年侧位过伸 X 线片，A4. 第一次腰椎 TLIF 术后 13 年侧位过屈 X 线片；B. 第一次腰椎 TLIF 术后 13 年腰椎矢状面 CT；C1. 第一次腰椎 TLIF 术后 13 年腰椎矢状面 MRI，C2. 第一次腰椎 TLIF 术后 13 年腰椎横断面 MRI（腰 4/5）；D1. 第一次腰椎 TLIF 术后 13 年胸椎矢状面 MRI，D2. 第一次腰椎 TLIF 术后 13 年胸椎横断面 MRI（胸 7/8）

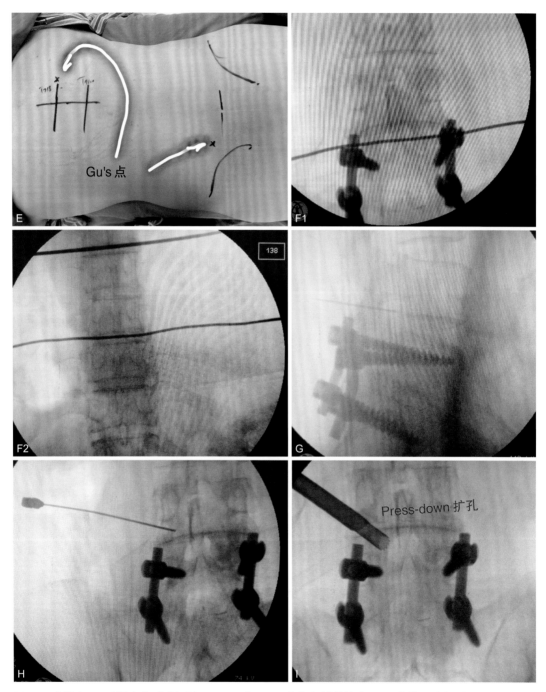

图 20.1（续）　E. 透视定位手术间隙腰 4/5、胸 7/8，确定穿刺进针点；F1. 定位手术间隙腰 4/5 的正位透视图像，F2. 定位手术间隙胸 7/8 的正位透视图像；G. 术中穿刺腰 4/5 侧位透视图像；H. 术中穿刺腰 4/5 正位透视图像；I. 下压式扩孔后透视正位确认环锯前端超过椎弓根内缘

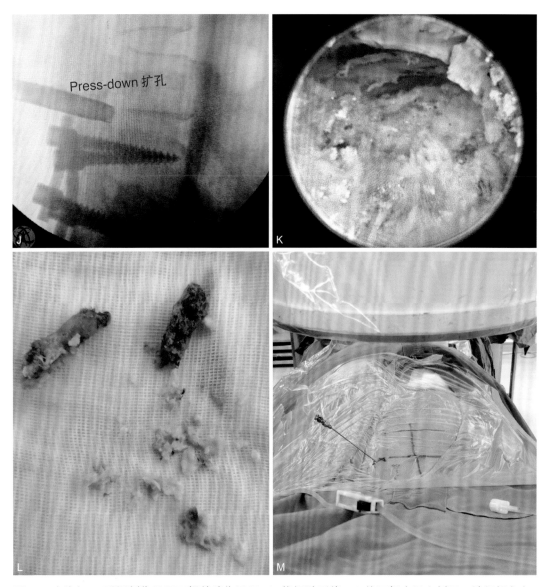

图 20.1（续）　J. 透视侧位显示环锯前端位于腰 4/5 椎间隙后缘；K. 镜下探查见左侧腰 5 神经根充血、水肿，已松弛；L. 取出的髓核组织；M. 局麻成功后瞄准胸 7/8 椎间隙标记线与正中线交点的垂线穿刺

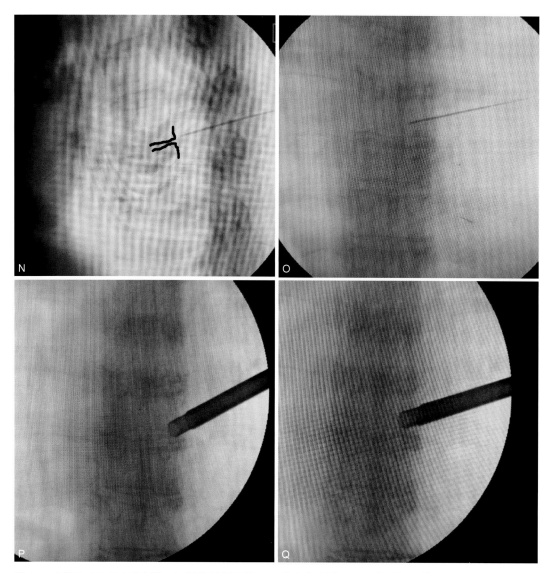

图 20.1（续） N. 术中穿刺胸 7/8 侧位透视图像；O. 术中穿刺胸 7/8 正位透视图像；P. 下压式扩孔透视正位发现环锯方向偏尾端；Q. 向头端调整环锯后继续扩孔，透视正位确认方向合适

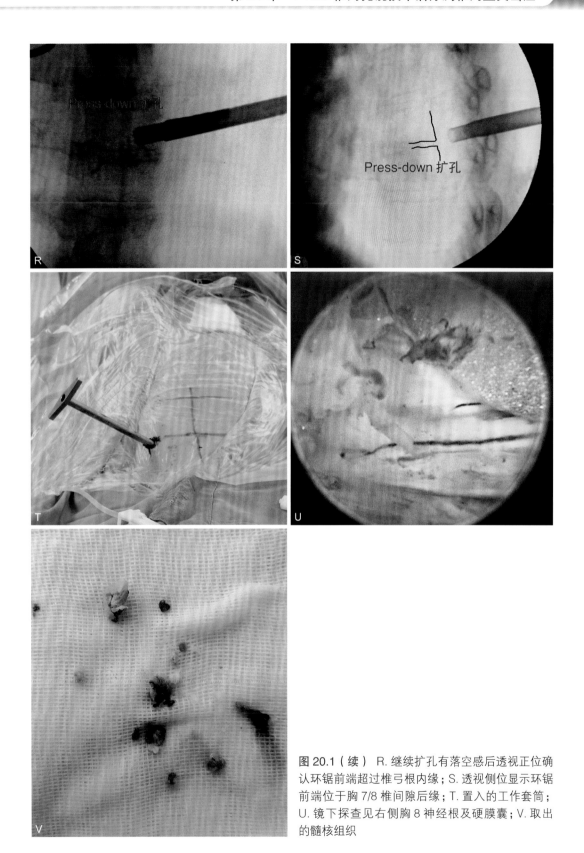

图 20.1（续） R. 继续扩孔有落空感后透视正位确认环锯前端超过椎弓根内缘；S. 透视侧位显示环锯前端位于胸 7/8 椎间隙后缘；T. 置入的工作套筒；U. 镜下探查见右侧胸 8 神经根及硬膜囊；V. 取出的髓核组织

第 21 章
PTES 椎间孔镜技术治疗椎间盘源性腰痛

腰痛的因素很多，大体上有以下四种：

1. 肌源性腰痛：也可以称为腰肌劳损，由于长时间弯腰导致腰部肌肉疲劳引起的腰痛，一般经过休息、理疗、药物等治疗即可缓解。

2. 骨源性腰痛：包括腰椎骨折、腰椎滑脱、退行性侧弯等骨性因素导致的腰部疼痛。

3. 椎间盘源性腰痛：即椎间盘纤维环破裂导致的腰部疼痛，患者往往都有腰部外伤的病史，术前 MRI 可以看到 T2 像上腰椎间盘后缘有点状的白色信号，术中椎间盘造影时可诱发出腰部疼痛或 C 臂机透视图像上可见造影剂渗漏，射频消融术对椎间盘源性腰痛有较好的疗效。

4. 关节突源性腰痛：椎间小关节突紊乱也可导致腰部疼痛，神经根背内支阻滞术可以有效治疗关节源性腰痛，或者说神经根背内支阻滞术可以缓解的腰痛就可以诊断为关节突源性腰痛。

21.1 椎间盘源性腰痛

- 34 岁男性患者。

- 主诉：腰痛 5 年，加重 2 周。无明显外伤史，无下肢放射痛，休息、理疗、药物等保守治疗效果不佳。

- 查体：腰 5/ 骶 1 椎间隙无明显压痛，腰椎活动受限。双下肢感觉、肌力基本正常，直腿抬高试验（－），加强试验（－），股神经牵拉试验（－）。

- 腰椎 X 线片：正位片上双侧髂嵴最高点连线高于腰 4 椎体下终板（高髂嵴），过伸过屈位片未发现腰椎不稳。腰椎 MRI：T2 像 腰 5/ 骶 1 椎间盘后缘有高信号，偏右侧，椎间盘纤维环破裂表现，无明显椎间盘突出，无明显神经压迫（图 21.1 A，B，C，D，E）。

- 诊断：腰 5/ 骶 1 椎间盘源性腰痛。

- 术前计划：患者长期腰痛，保守治疗效果不佳，结合影像学检查，考虑腰 5/ 骶 1
椎间盘纤维环破裂导致的椎间盘源性腰痛，计划右侧入路行椎间孔镜下腰 5/ 骶 1
椎间盘造影 + 射频消融术。

- 手术过程

  ➢ 患者俯卧位，背部保持水平。透视正位定出腰 5/ 骶 1 椎间隙，通过该水平线
  与正中线交点的垂线即为穿刺瞄准点，穿刺进针点（Gu's 点）位于平坦背部
  转向侧面的拐角处，紧贴髂嵴上缘（图 21.1F，G）。

  ➢ 1% 利多卡因局麻成功后瞄准腰 5/ 骶 1 椎间隙标记线与正中线交点的垂线穿
  刺，透视侧位发现穿刺针在腰 5/ 骶 1 椎间隙，透视正位确认穿刺针深度并注
  射 2ml（欧乃派克 9ml+ 亚甲蓝 1ml）混合液进行造影，可见造影剂渗漏（图
  21.1H，I，J），同时诱发出腰痛。由此进一步确诊"椎间盘源性腰痛"。

  ➢ 插入导丝，拔出穿刺针，以导丝为中心作一 6mm 长切口，用长针头沿导丝进
  入作深部软组织及上关节突麻醉。

  ➢ 顺着导丝逐级扩张软组织，置入导棒后抽出导丝，稍作敲击导棒使其进入
  腰 5/ 骶 1 椎间孔（图 21.1K，L），顺着导棒置入工作套筒（图 21.1M）。

  ➢ 放入椎间孔镜，镜下对纤维环进行射频消融术（图 21.1N）。

  ➢ 拔出工作通道，关闭切口。

- 术后 1 年复查 MRI 示无明显髓核突出（图 21.1O，P）。

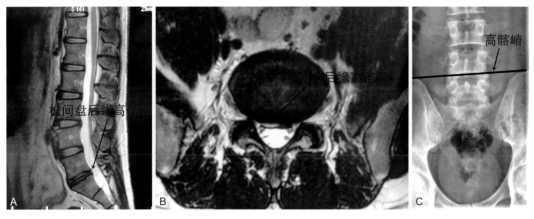

图 21.1　A. 腰椎矢状面 MRI；B. 腰椎横断面 MRI（腰 5/ 骶 1）；C. 正位 X 线片

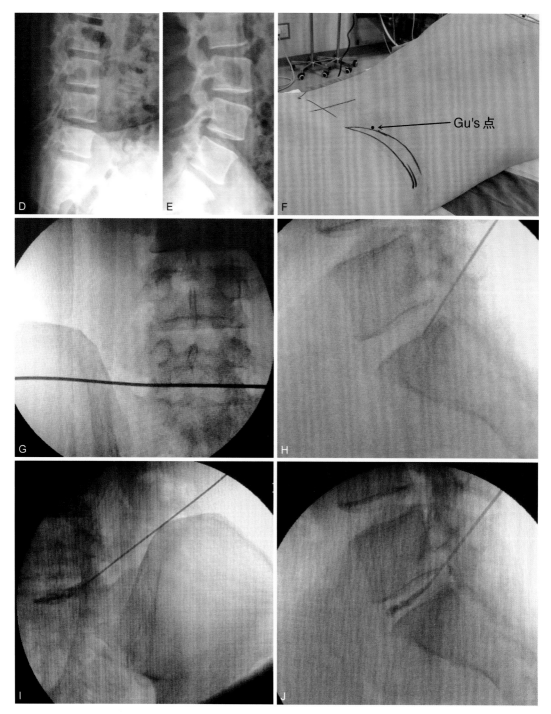

图21.1(续) D.侧位过屈X线片；E.侧位过伸X线片；F.透视定位手术间隙腰5/骶1，确定穿刺进针点；G.定位手术间隙腰5/骶1的正位透视图像；H.术中穿刺腰5/骶1侧位透视图像；I.术中穿刺腰5/骶1正位造影透视图像；J.术中穿刺腰5/骶1侧位造影透视图像

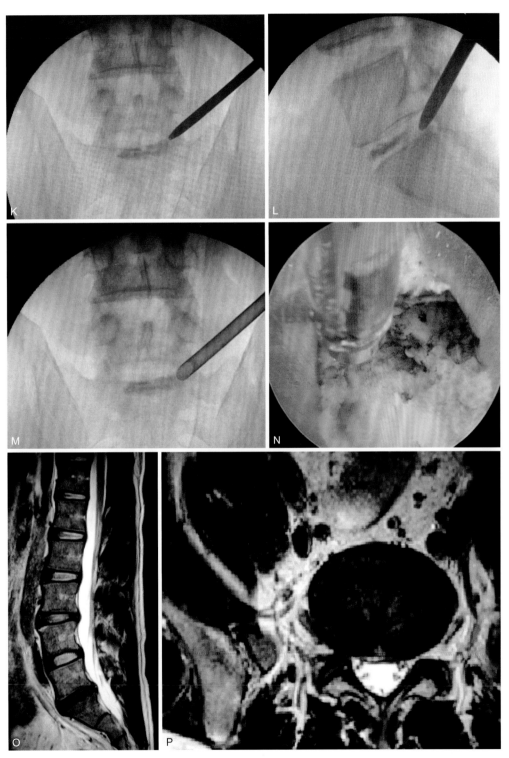

图 21.1（续）　K. 导棒置入腰 5/ 骶 1 椎间孔后的正位透视图像；L. 导棒置入腰 5/ 骶 1 椎间孔后的侧位透视图像；M. 置入工作套筒后的正位透视图像；N. 镜下纤维环射频消融；O. 术后 1 年复查 MRI 的矢状面影像；P. 术后 1 年复查 MRI 的横断面影像（腰 5/ 骶 1）

第22章
PTES 椎间孔镜技术治疗椎间隙感染

椎间隙感染往往引起剧烈疼痛，处理也比较棘手。保守治疗包括卧床休息、针对相应细菌的抗生素等。若疗效不佳，需要行病灶清除、清创，同时取病理组织行活检、细菌培养及药敏试验，以明确感染类型指导用药。椎间隙病灶清除、清创一般采用开放手术，自从椎间孔镜技术在脊柱外科中广泛应用以来，这种手术照样可以在椎间孔镜下完成，而且创伤明显减少。

22.1 腰 5/ 骶 1 椎间隙感染

- 67 岁女性患者。
- 主诉：剧烈腰痛 2 周。无下肢放射痛，近 2 天有畏寒、发热、恶心。卧床休息、抗感染等保守治疗效果不佳。
- 查体：腰 5/ 骶 1 椎间隙明显压痛，腰椎活动受限。双下肢感觉、肌力基本正常，直腿抬高试验（-），加强试验（-），股神经牵拉试验（-）。
- 腰椎 MRI：腰 5/ 骶 1 椎间隙信号改变，无明显椎间盘突出，无明显神经压迫（图 22.1 A，B，C）。腰椎 CT：腰椎未见明显骨质破坏（图 22.1D，E）。
- 诊断：腰 5/ 骶 1 椎间隙感染。
- 术前计划：患者腰痛剧烈，保守治疗效果不佳，结合影像学检查，考虑腰 5/ 骶 1 椎间隙感染，计划左侧入路行椎间孔镜下腰 5/ 骶 1 椎间隙病灶清除、活检、细菌培养加药敏试验，术后根据实验室结果指导用药。
- 手术过程
  - 患者俯卧位，背部保持水平。透视正位定出腰 5/ 骶 1 椎间隙，通过该水平线与正中线交点的垂线即为穿刺瞄准点，穿刺进针点（Gu's 点）位于平坦背部转向侧面的拐角处，稍头端于间隙水平线（图 22.1F，G）。

> 1% 利多卡因局麻成功后瞄准腰 5/ 骶 1 椎间隙标记线与正中线交点的垂线穿刺，透视侧位发现穿刺针在腰 5/ 骶 1 椎间隙，透视正位确认穿刺针位置（图 22.1H，I）。

> 插入导丝，拔出穿刺针，以导丝为中心作一 6mm 长切口，用长针头沿导丝进入作深部软组织及上关节突麻醉。

> 顺着导丝逐级扩张软组织，置入导棒后抽出导丝，稍作敲击导棒使其进入腰 5/ 骶 1 椎间孔，顺着导棒置入工作套筒。

> 放入椎间孔镜，镜下进入椎间隙清除病灶（图 22.1J，K，L）。冲洗液内常规加用庆大霉素。

> 镜下放置负压引流管，拔出工作通道，关闭切口。

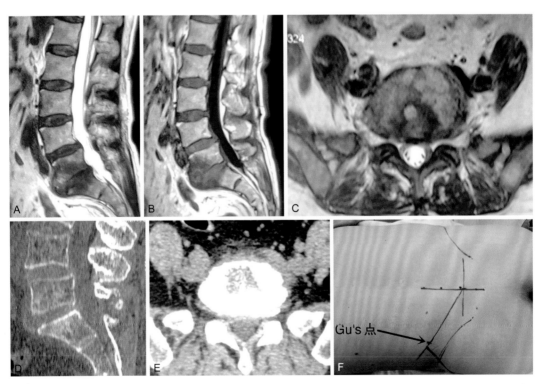

图 22.1　A. 腰椎矢状面 MRI（T2 像）；B. 腰椎矢状面 MRI（T1 像）；C. 腰椎横断面 MRI（腰 5/ 骶 1）；D. 腰椎矢状面 CT；E. 腰椎横断面 CT（腰 5/ 骶 1）；F. 透视定位手术间隙腰 5/ 骶 1，确定穿刺进针点

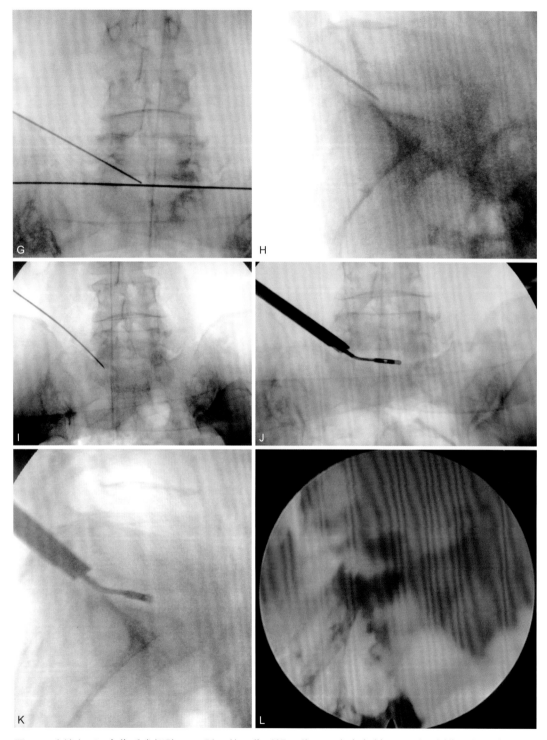

图 22.1（续） G. 定位手术间隙腰 5/ 骶 1 的正位透视图像；H. 术中穿刺腰 5/ 骶 1 侧位透视图像；I. 术中穿刺腰 5/ 骶 1 正位透视图像；J. 髓核钳进入腰 5/ 骶 1 椎间隙夹取病灶组织的正位透视图像；K. 髓核钳进入腰 5/ 骶 1 椎间隙夹取病灶组织的侧位透视图像；L. 镜下见椎间隙内的病灶组织

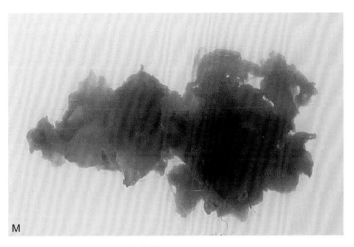

图 22.1（续） M. 取出的病灶组织

参考文献

1. Mixter W, Barr J. Rupture of the intervertebral disc with involvement of the spinal canal. N Engl J Med, 1934, 211: 210–215.

2. Caspar W. A new surgical procedure for lumbar disk herniation causing less tissue damage through a microsurgical approach. Adv Neurosurg, 1977, 4: 74–77.

3. Yasargil M. Microsurgical operation for herniated disc. Adv Neurosurg, 1977, 4: 81.

4. Yeung AT, Tsou PM. Posterolateral endoscopic excision for lumbar disc herniation: surgical technique, outcome, and complications in 307 consecutive cases. Spine, 2002, 27: 722–731.

5. Hoogland T, Schubert M, Miklitz B, et al. Transforaminal posterolateral endoscopic discectomy with or without the combination of a low-dose chymopapain: a prospective randomized study in 280 consecutive cases. Spine, 2006, 31: E890–E897.

6. Hijikata S, Yangishi M, Nakayama T, et al. Percutaneous discectomy: a new treatment method for lumbar disc herniation. J Toden Hosp, 1975, 5: 5-13.

7. Gibson JN, Waddell G. Surgical interventions for lumbar disc prolapse: updated Cochrane review. Spine, 2007, 32 (16):1735-1747.

8. Schreiber A, Suezawa Y, Leu H. Does percutaneous nucleotomy with discoscopy replace conventional discectomy? Eight years of experience and results in treatment of herniated lumbar disc. Clin Orthop Relat Res, 1989, 238: 35-42.

9. Ruetten S, Komp M, Merk H, et al. Full-endoscopic interlaminar and transforaminal lumbar discectomy versus conventional microsurgical technique: a prospective, randomized, controlled study. Spine, 2008, 33(9): 931-939.

10. Lee SH, Chung SE, Ahn Y, et al. Comparative radiologic evaluation of percutaneous endoscopic lumbar discectomy and open microdiscectomy: a matched cohort analysis. Mt Sinai J Med, 2006, 73(5): 795-801.

11. Kim MJ, Lee SH, Jung ES, et al. Targeted percutaneous transforaminal endoscopic discectomy in 295 patients: comparison with results of microscopic discectomy. Surg Neurol, 2007, 68(6): 623-631.

12. 赵伟, 李长青, 周跃, 等. 经皮椎间孔镜下TESSYS技术治疗腰椎间盘突出症. 中国矫形外科杂志, 2012, 20(13): 1191-1195.

13. Hoogland T, van den Brekel-Dijkstra K, Schubert M, et al. Endoscopic transforaminal discectomy for recurrent lumbar disc Herniation: a prospective, cohort evaluation of 262 consecutive cases. Spine, 2008, 33(9): 973-978.

14. Nellensteijn J, Ostelo R, Bartels R, et al. Transforaminal endoscopic surgery for symptomatic lumbar disc herniation: a systematic review of the literature. Eur Spine J, 2010, 19(2):181-204.

15. Ahn Y, Lee HY, Lee SH, et al. Dural tears in percutaneous endoscopic lumbar discectomy. Eur Spine J, 2011, 20 (1): 58-64.

16. Daniel H, Chio G, Lee SH. Endoscopic spine procedures. NY, USA: Thieme Medical Publishers, Inc. 2001. 253-267.

17. Ahn Y, Kim JU, Lee BH, et al. Postoperative retroperitoneal hematoma following transforaminal percutaneous endoscopic lumbar discectomy. J Neurosurg Spine, 2009, 10(6): 595-602.

18. Ahn Y. Transforaminal percutaneous endoscopic lumbar discectomy technical tips to prevent complications. Expert Rez Med Devices, 2012, 9(4): 361-366.

19. Lee SH, Kang BU, Ahn Y, et al. Operative failure of percutaneous endoscopic lumbar discectomy: a radiologic analysis of 55 cases. Spine, 2006, 31(10): 285-290.

20. Lee S, Kim SK, Lee SH, et al. Percutaneous endoscopic lumbar discectomy for migrated disc herniation: classification of disc migration and surgical approaches. Eur Spine J, 2007, 16(3): 431-437.

21. 顾宇彤, 姜晓幸, 张键, 等. 经皮椎间孔治疗伴有退行性侧弯的腰椎间盘突出症的疗效分析. 2012年中华医学会第十四届骨科学术会议暨第七届COA国际学术大会（2012年11月15-18日）（大会发言）

22. Gu YT, Dong J, Jiang XX, et al. Percutaneous Transforaminal Endoscopic Surgery for Symptomatic Lumbar Disc Herniation. BIT's 2nd Annual World Congress of Orthopaedics（Xi'an，Sep. 24-26, 2015）（Oral Presentation）

23. Gu YT, Cui Z, Shao HW, et al. Percutaneous transforaminal endoscopic surgery (PTES) for symptomatic lumbar disc herniation: a surgical technique, outcome, and complications in 209 consecutive cases. Journal of Orthopaedic Surgery and Research, 2017, 12: 25.

24. Gu YT, Ma YQ, Cao L, et al. Percutaneous Transforaminal Endoscopic Surgery (PTES) for Symptomatic Lumbar Disc Herniation: a new, easy and effective technique in minimally invasive spine surgery. 2017 17th Annual Forum of SMISS (Society for Minimally Invasive Spine Surgery) (Las Vegas, Nevada, Sep. 14-16, 2017)（Oral Presentation）

25. 顾宇彤, 吕德荣, 崔展, 等. PTES椎间孔镜技术治疗腰5/骶1椎间盘突出症的技巧及疗效. 中国临床医学. 2017, 24(4): 497-503.

26. Gu YT. Percutaneous Transforaminal Endoscopic Surgery (PTES) for Lumbar Disc Herniation after Previous Intervention. 2018 ISASS (International Society for the Advancement of Spine Surgery) 18th Annual Meeting (Toronto, Canada, April 11-13, 2018)（Oral Presentation）

27 Gu YT. Percutaneous Transforaminal Endoscopic Surgery (PTES) for Symptomatic Lumbar Disc Herniation: a new, easy and effective technique in minimally invasive spine surgery. 2018 GSC (Global Spine Congress)(Singapore, May 2-5, 2018)（Oral Presentation）

28 顾宇彤, 李云飞, 朱东辉, 等. 一种新的经皮椎间孔镜技术治疗腰椎术后椎间盘突出症的疗效分析. 中国微创外科杂志 2018 ; 18(5): 389-393.

29 Choi KC, Park CK. Percutaneous endoscopic lumbar discectomy for L5-S1 disc herniation: consideration of the relation between the iliac crest and L5-S1 disc. Pain Physician, 2016, 19(2): E301-E308.

30 杨进, 孔清泉, 宋跃明. 三种经皮内镜椎间盘髓核摘除术治疗伴高髂嵴的L5-S1椎间盘突出症. 中国骨与关节杂志, 2014, 3(8): 608-614.

31 Fardon DF, Milette PC; Combined Task Forces of the North American Spine Society, American Society of Spine Radiology, and American Society of Neuroradiology. Nomenclature and classification of lumbar disc pathology. Recommendations of the Combined task Forces of the North American Spine Society, American Society of Spine Radiology, and American Society of Neuroradiology. Spine (Phila Pa 1976), 2001, 26: E93-E113.

32 Choi KC, Lee DC, Shim HK, et al. A strategy of percutaneous endoscopic lumbar discectomy for migrated disc herniation. World Neurosurgery (2017), doi: 10.1016/j.wneu.2016.12.052.

33 Kim CH, Chung CK, Woo JW. Surgical outcome of percutaneous endoscopic interlaminar lumbar discectomy for highly migrated disc herniation, J Spinal Disord Technol 2012 (Epub ahead of print).

34 Ahna Y, Jangb IT, Kim WK. Transforaminal percutaneous endoscopic lumbar discectomy for very high-grade migrated disc herniation. Clinical Neurology and Neurosurgery, 2016, 147: 11-17.

本书附手术视频二维码扫描说明

第一步：打开手机微信，利用"发现"中的"扫一扫"，扫描右边"北京大学医学出版社有限公司"微信公众号二维码，关注北京大学医学出版社微信公众号。

北京大学医学出版社微信公众号二维码

第二步：刮开右边的二维码，使用"北京大学医学出版社有限公司"微信公众号中右下角的"扫一扫"功能，激活本册图书的增值服务。

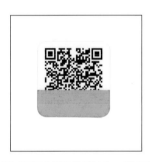

随书视频服务激活二维码

第二步：使用"北京大学医学出版社有限公司"微信公众号中右下角的"扫一扫"功能，扫描书中二维码，即可观看手术及相关视频（一本书只绑定一个微信号）。